養老先生、病院へ行く

養老孟司
中川恵一

X-Knowledge

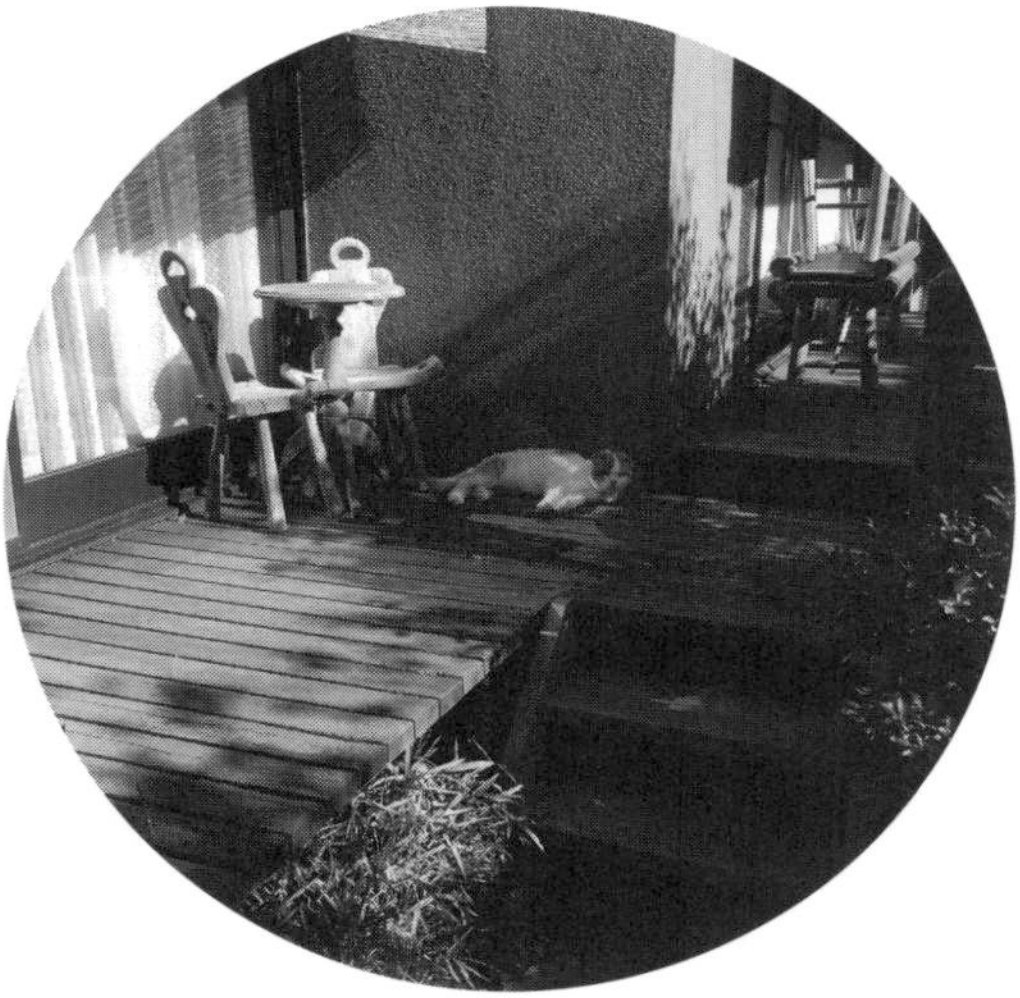

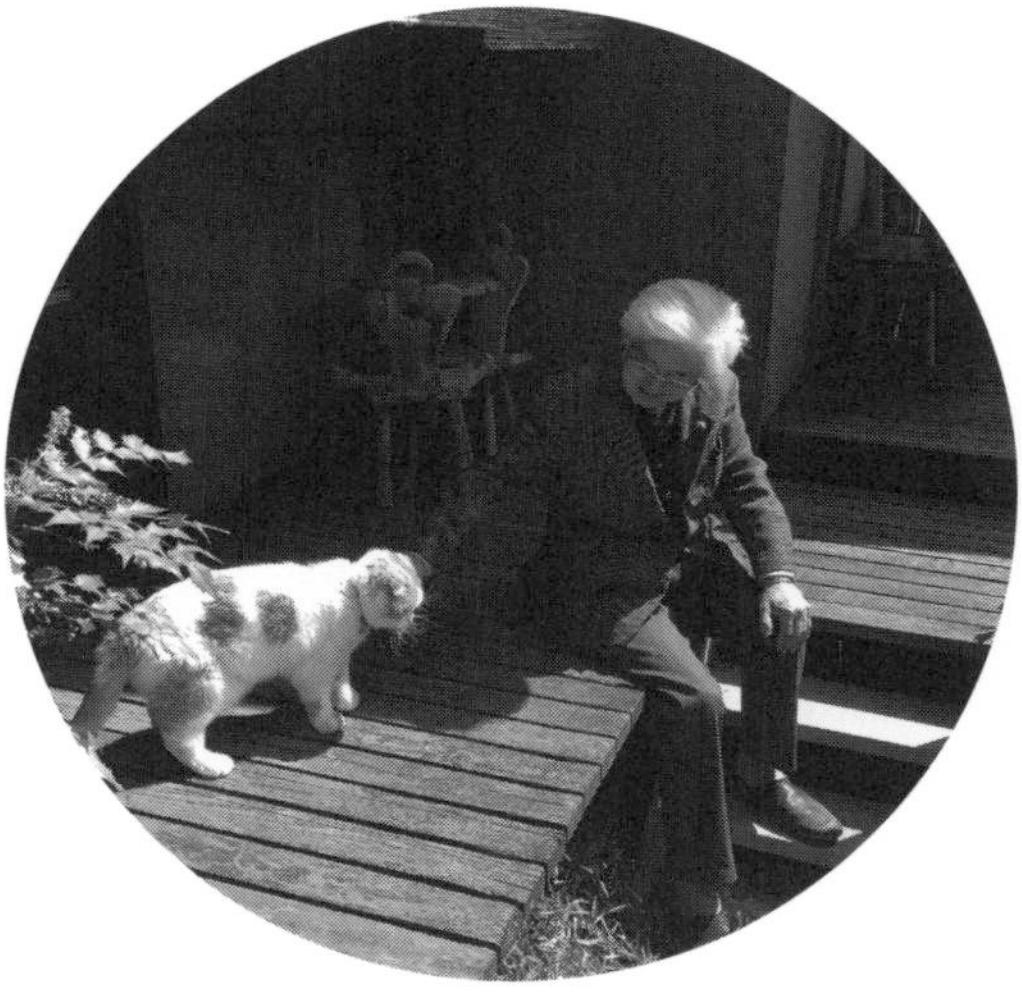

はじめに

養老孟司

中川医師にはお世話になっているので、こういう本ができた。相手が中川さんでなければ、面倒くさいからヤダと企画を断るところである。

現代の医療をどう思うかと何度か訊かれたように思うけれども、その根本を考えたいとしばらくの間思っていた。でもなんだか面倒くさくなってきた。一番のもとにあるのは、統計というものをどう考えるかという点である。

社会全体もそうだが、現代の医学は統計が優越している。統計は数字で、数字は抽象的である。では抽象でないものとは何か。感覚に直接与えられるもの、『遺言。』（新潮社）ではそれを感覚所与と書いた。『遺言。』を書いた時点では、その程度で話を済ませたが、その後あれこれ考えたら、感覚所与と意識の間の関係をもっと煮詰めないといけないと思うに至った。

それが統計とどう関係するかというと、森元首相の失言問題[*1]を例にとろう。

*1　森元首相の失言問題　2021年2月3日、東京オリンピック・パラリンピック大会組織委員会長の森喜朗元首相が「女性がたくさん入っている理事会の会議は時間がかかります」などと発言。女性蔑視であると国内外で問題発言とされ、その後、森氏は会長職を辞任した

「女性委員の多い会議は時間がかかる」。

これには長年の経験に基づく森さんなりの「統計的」根拠があるのであろう。ただし数字にはなっていないと思う。

EBM[*2]という言葉があるように、エヴィデンスを強く要求する時代になった。にもかかわらず森さんの発言がけしからんという声は高いが、そのエヴィデンスを追及した話を見たことも聞いたこともない。

森さんは私と同年である。時代遅れという意味で、医療に対する私の考えも、森さんの発言と似たようなものである蓋然性が高い。

統計に関する本を集めて、基礎からあらためて勉強しようと思ったけれども、この本にあるように、私は心筋梗塞を起こしたし、その背景にあるのは強い動脈硬化である。それなら当然、脳動脈も十分に硬化しているに違いない。その壊れかけた脳みそで、統計の基礎のようなややこしい問題を考えても、不十分な思考になるに決まっている。気を取り直して頑張ってみても、脳がさらに壊れるだけのことかもしれない。年寄りの冷や水であろう。

*2 EBM　Evidence-Based Medicineの頭文字を取ったもので、日本語では「証拠（根拠）に基づいた医療」と訳される

東大医学部の学生だった時に、脳外科の講義で、当時の清水健太郎教授が[*3]旧ソ連の医療に触れたのを、いまでもよく記憶している。「ソ連の医師は半数以上が女性である」と教授はまず述べた。「ゆえに、ソ連の医学は程度が低い」。

今なら教授は即座にクビであろう。私や森元首相が教育を受けたのは、そういう時代だったのである。我ながら、よく時代の変化に合わせて言論活動なんかしてきたよなあ、という感じである。政治家なんかになっていたら、どこでどんな問題を起こしたか、わかったものではない。

清水教授の発言も「統計的」である。前半は間違いなく統計そのもので、後半は尺度が明示されていないのでかなり怪しいが、「統計的」とでもいうべきであろう。統計数字があろうがなかろうが、ヒトは「統計的」に考えるものらしい。この辺りをきちんと考えたかったのだが、この本の対談をやっている時点では、とても間に合わなかった。

本書の最後はヤマザキマリさんとの鼎談になっている。これ自体が唐突の

*3　清水健太郎教授(1903-1987)　昭和23(1948)年に初めて結成された日本脳・神経外科研究会のメンバーで、日本の脳神経外科を創設したパイオニアの一人。昭和38(1963)年に東大教授を退官

ようだが、私が企画したわけではない。ヤマザキさんはマンガ家で、マンガは統計的思考とは離れた所に位置している。感覚という面から考えても、文章と漫画では、表現される感覚のジャンルが違うという気がする、今手元にやなせたかしの『たそがれ詩集』（かまくら春秋社）があるが、これはとてつもない大活字本である。巨大活字というのは、まさしくマンガ的発想であって、通常の文章の世界に閉じ込められていると、たぶん出てこない着想であろう。

自分の病状については、中川医師に「運がよかったですね」といわれたのが印象に残っている。左冠状動脈の主幹部が詰まっていたら、すでに万事終わりだったらしい。そもそも運がよくないと80代の半ばまで元気で生きてこられなかったはずである。

若いときには野生のコウモリを西伊豆まで採集に行って、実験材料に使ったこともあるし、東南アジアに虫取りに行き、戻ってから微熱と発疹があり、何かの感染症の疑いで、東大の医科学研究所付属病院に一週間入院したこともある。

北海道のトガリネズミは野生のものを捕まえて実験材料にしたり、飼育したりした。それでエキノコックスにも感染せず、毒蛇にもかまれず、マラリアにも罹患せず、なんとか無事に過ごしてきた。運という代わりに、周囲の状況に恵まれたといってもいい。それも運じゃないかといえばそれまでである。

今何をしたいかというなら、日本中のヒゲボソゾウムシについて、きちんとした整理をしたい。個体数数万に達する標本を集めてあるので、それを整理する時間が欲しい。これはまさしく寿命と競争で、これが済むまで寿命をなんとか保たせてください、と中川先生にお願いするしか手がない。それ以外のことは身過ぎ世過ぎ、テキトーに済ませておくことにする。

目次

第2章 教え子医師が心筋梗塞を発見 養老先生、東大病院に入院

中川恵一

第4章

養老先生から学んだ医療の限界と可能性

なぜ病院に行くべきなのか？

中川恵一

第5章

特別鼎談

現代医療の矛盾と人間的医療

養老先生、どうして病院に行くのが嫌なの？

養老孟司×中川恵一×ヤマザキマリ

装丁　田中俊輔（pages）
本文デザイン　平野智大（マイセンス）
編集協力　福士斉
写真　渡辺七奈
イラスト　ガリマツ
印刷　シナノ書籍印刷

第1章

養老先生、心筋梗塞から生還

病気はコロナだけじゃなかった

養老孟司

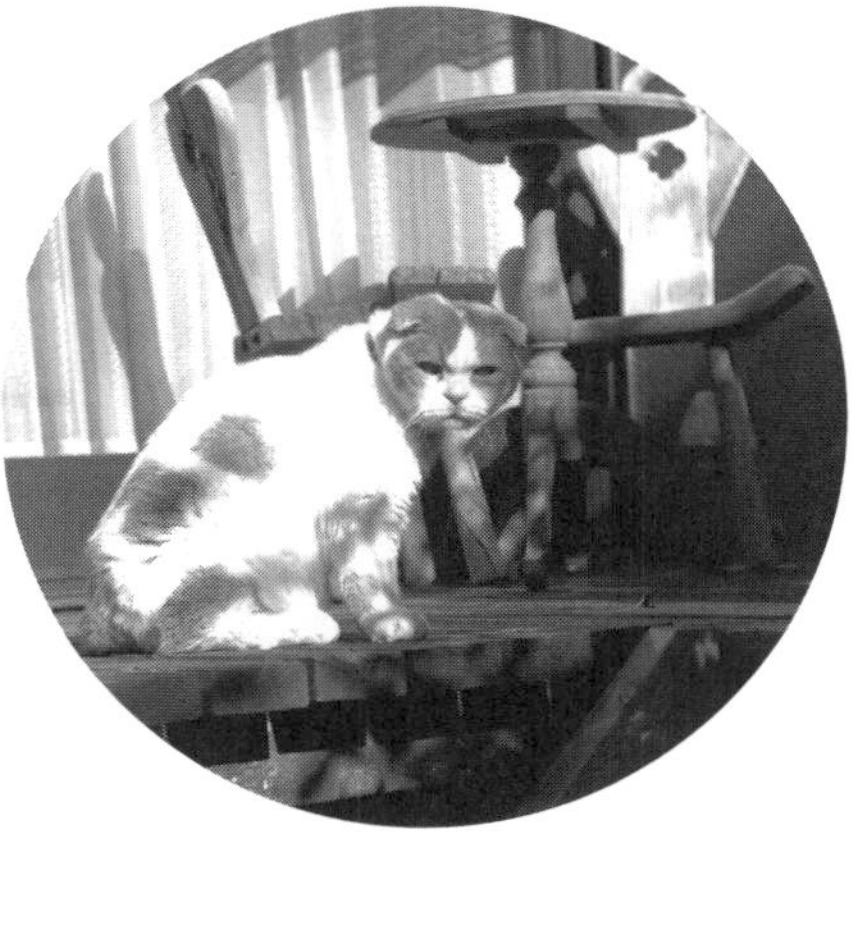

病気はコロナだけじゃなかった

2020年2月後半、新型コロナウイルス（以下「新型コロナ」や「コロナ」とも表記）の感染者が急増してから、外出できなくなってしまい、鎌倉の自宅に缶詰状態になってしまいました。取材や打ち合わせは鎌倉の家に来てもらって行うので、外出するのは自転車に乗ってタバコを買いに行くくらい。公衆衛生の観点でいうと、感染症は人にうつさないことが基本ですから、自分なりに人との接触は避けていました。

それでも感染するのは仕方のないことです。感染症は感染するかしないかのどちらかですから。感染しないつもりでいても、感染するときはします。高齢者ですから、重症化して亡くなることもあるでしょう。

同年3月26日に、この本の共著者で東京大学の後輩でもある医師の中川恵一さんと「猫的視点でがんについて考える」（『医者にがんと言われたら最初に読む本』所収）という対談を行ったときも、そんなお話しをしたのを覚えています。

ところが、病気はコロナだけではありませんでした。6月に入ってから、私自身が別の病気で倒れてしまったのです。

私はよっぽどのことがなければ、自分から病院に行くことはありません。ただ家内が心配するので、仕方なしに病院に行くことはあります。自分だけで生きているわけではないので、家族に無用な心配をかけるわけにはいきません。

ところが今回は様子がかなり違っていました。6月4日の「虫の日」に、北鎌倉の建長寺で虫塚法要を終えるまでは何でもなかったのが、10日くらいから体調が悪いと感じるようになりました。

在宅生活が続いたことによる「コロナうつ」かとも思いましたが、「身体の声」は病院に行くことを勧めているようでした。

身体の声というのは、自分の身体から発せられるメッセージのことです。例えば、昼に何か食べて、その日の夜、あるいは次の日の朝でも、「なんだか調子が悪いな」と思ったら、昼食に食べたものが悪いとわかります。このとき自分の身体は、いつもの状態と違う何かを伝えていると考えています。

家内も早く病院に行きなさいと催促しています。長年、健康診断の類いは一切受けていなかったこともあり、仕方なしに病院に行って検査してもらおうと決心したのです。

なぜ病院に行くのに決心がいるのかというと、現代の医療システムに巻き込まれたくないからです。このシステムに巻き込まれたら最後、タバコをやめなさいとか、甘いものは控えなさいとか、自分の行動が制限されてしまいます。コロナで自粛しているのに、さらなる自粛が「強制」されるようなものです。

なぜ医療システムに巻き込まれることにこれほど悩むのかについては、あとで詳しく述べますが、そのことで家内と対立するのも大人げないので、病院に行くことを決心したのです。

いったん医療システムに巻き込まれることになったら、つまり病院に行ったら、あとは「俎の鯉《まないた》」です。すべてを委ねるしかありません。それは覚悟していました。

26年ぶりに東大病院を受診

受診の相談をしたのは、中川恵一さんです。東京大学医学部附属病院勤務で、がんの放射線治療が専門ですが、終末医療の造詣も深く、『自分を生きる　日本のがん治療と死生観』という本を一緒に書いたこともあります。

82歳の年寄りですから、重大な病気があれば、そのまま終末医療に入れるかもしれません。それはそれで好都合です。

また、中川さんは私のような「医療界の変人」への対処法もよくわかっています。その安心感もありました。そこで6月12日、中川さんに連絡を入れてみることにしたのです。

そのときの私の症状は、1年間で約15kgの体重減少、あとはなんだか調子が悪い、元気がない、やる気が出ないといった不定愁訴だけです。体重がなぜ10kg以上も減ったのか、理由はわかりません。

6月中は何かと忙しく、そのときは緊急性があると思っていなかったので、少し暇ができる7月に入ってから受診できるかどうか相談しました。

ところが、その直後、7月以降の予定がいくつも入ってしまい、身動きがとれなくなってしまったのです。そこで、6月20日過ぎに改めて受診の調整をしてもらい、6月26日に東大病院で中川医師の予約をとりました。東大病院を受診するのは25年ぶりのことでした。

今から思うと、この日に診てもらわなければ、自力で病院にたどり着くことは不可能だったかもしれません。

というのは、受診日の直前3日間はやたらと眠くて、猫のようにほとんど寝てばかりだったからです。


6月26日、友人の運転で鎌倉から本郷の東大病院まで連れていってもらいました。中川医師の指示で心電図と血液検査を受けました。心電図をとってくれた検査技師は、特に何も言わず、表情も変えていないので、特に心臓に異変はないのだろうと、そのときは思っていました。

それから中川医師の部屋に行き、問診を受けました。血液検査は糖尿病の数値が高かったくらいだったので、次の受診の予約をとり、家内や秘書らとともに病院の待合室で待機していました。

東大病院のある本郷から近いので、御茶ノ水の山の上ホテルにある老舗天ぷら屋（てんぷらと和食　山の上）に行って、食事をしようかなどと話していたくらいで、今日はそのまま帰れると思っていたのです。

生死をさまよい、娑婆に戻ってきた

そこへ、中川医師が急ぎ足でやってきました。「養老先生、心筋梗塞です。循環器内科の医師にもう声をかけてありますから、ここを動かないでください」と言われ、そのまま心臓カテーテル治療を受けることになりました。その前後のことは、半分寝ているようだったのでよく覚えていません。具体的にどのような治療が行われたのかは、第2章で、中川医師が詳しく説明してくれるでしょう。

カテーテル治療後は、ICU（集中治療室）で2日ほど過ごし、循環器内科の一般病棟に移りました。カテーテル治療の前後やICUにいたときは、意識がぼんやりしていて、お地蔵さんのような幻覚も見えました。お地蔵さんは、阿弥陀様だったのかもしれません。

病院から出るには2つの出口があります。1つは阿弥陀様から「お迎え」が来て、他界へと抜け出ます。もう1つは、娑婆《しゃば》に戻ります。現在の病院は後者の機能が大きくなっています。前者はホスピスと呼ばれる終末医療です。昔の病院がお寺や教会に属していたのは、この機能が大きかったからでしょう。

しかし、阿弥陀様には見放されたらしく、とりあえず私が出たのは娑婆の出口のほうでした。

成人してから2週間も入院したのはこれが初めてです。子どもの頃、赤痢（赤痢菌による感染症）で入院したことがあります。終戦の前でしたが、その頃、神奈川県津久井郡中野町（現在は相模原市緑区）に住んでいました。2016年に「相模原障害者施設殺傷事件」があった津久井やまゆり園のあるところです。

そこは母の実家で、祖父母と叔母がいました。実家は山の中腹にあり、水道がないので山から水を引いていました。そのため、赤痢が流行し祖父母も叔母も赤痢で亡くなりました。

そのとき私も一緒に赤痢にかかり、鎌倉に戻って母の知り合いの女医さんの病院に1人で入院して、生き延びました。小さい頃から、感染症があたりまえの環境で暮らしていたのです。

退院したのがいつだったかはっきり覚えていませんが、昭和19年（1944年）の春だったと思います。

いつ死んでもおかしくなかった

赤痢で入院していたことを考えると、いつ死んでもおかしくないと思っています。今回、主治医の中川さんは、15kgやせたと聞いて糖尿病かがんを疑ったようです。検査の結果、体重減少の原因は糖尿病のようで、全身をくまなく調べても、がんは見つかりませんでした。

がんは年齢とともに発症率が高くなる病気です。今までがん検診を受けたことがありませんから、82歳ならがんの2つや3つあっても不思議はありません。

でも検査を受けなければ、病院に行かなければ、がんがあるかどうかはわかりません。中川さんは私よりずっと若いのに、膀胱がんが判明して大きなショックを受けたと言っています。だから私のような病院嫌いは、検査を受けないほうがいいと思っていたのです。

もしも、がんが見つかっていたら、それはそれで面倒なことになります。今回の入院で、いろんな検査をしましたが、大腸内視鏡検査では大腸ポリープが見つかりました。がん化する可能性があると言われましたが、放置することにしました。

がんであれば、家族は放置を認めないでしょうから、放射線治療くらいはやるかもしれません。手術はストレスが大きいので選ばないでしょう。抗がん剤もストレスが強ければやらないと思います。

だから、担当の医者が「がんは取れる限り取りましょう」というタイプだと困ってしまいます。もちろん、患者には治療法を選ぶ権利がありますが、主治医と患者で意見がずれてしまうと、ただでさえ楽ではない治療に余計なストレスがかかります。ですから、医者選びは大事なのです。

医者選びの基準は「相性」です。現在の医療は標準化が進んでいますから、基本的に誰が主治医になっても同じ治療が行われます。

一方、人には好き嫌いがあるので、相性が重要です。夫婦や、教師と生徒の関係にも似ています。

もう1つ、医者選びは自分と価値観が似ているかどうかも重要です。例えば、もう延命は望まないと思っているのに、主治医が延命を勧めたら、ストレスになってしまいます。

もう治療はここまでという私に対し、じゃあこのくらいにして、あとは様子を見ましょう、と言ってくれる医者でなくてはいけないのです。

こんな私と相性や価値観の似た医者というのはあまりいないのですが、中川さんはその期待に応えてくれたと思います。大変、お世話になりました。

情報化する現代医療の落とし穴

相性のよい中川さんに診てもらったことで、大きなストレスを抱えることなく、病院にいることができました。また中川さん以外の医師や看護師の対応もよかったと思います。

しかし、できることなら病院に行きたくないという思いは変わりません。中川さんに対しては意地悪な言い方になるかもしれませんが、先述したように、現代医療を受けるということは、現代医療のシステム全体に組み込まざるをえないからです。

現代医療は統計が支配する世界です。例えば、がんの5年生存率という言い方があります。5年生存率は、がんが治ったと見なされる数字です。患者さんから集められたこうした数字をデータとして集め、情報化するのが現代医療です。いわゆる医療のIT（インフォメーション・テクノロジー）化、そして目指すのは医療のAI（人工知能）化でしょう。

私が東大医学部にいた頃は、そうではなかったので、医療は経験に頼らざるをえませんでした。だから聴診器で胸の音を聴いたり、顔色を見たりすることが重要だったわけです。

その時代の医療から、情報化された医療に変わってきたのは、1970年代あたりからではないかと思っています。

医療のIT化が進むことによって失われるものがあります。患者の生き物としての身体よりも、医療データのほうが重視されるようになることです。それを突き進めると、われわれの身体がぜんぶ管理されてしまうことになります。そんなことを、私は

25年くらい前に東大で講義した記憶があります。

その講義で話した通り、医療の情報化はどんどん進んできました。今の医者はパソコンの画面しか見ないとか言う人もいますが、それは当然なのです。データ化されていない、胸の音とか顔色がどうとかいうのは診療の邪魔になります。

逆にいえば、人間の観察力を信用していないということです。それでいて、数字に基づく理屈を信用しているのが不思議です。その理屈も人間の頭が考えているのですから。

現代医療が扱うのは人工身体

医学や生物学を始め、いろんな学問は、私がやっていた解剖学の手法がベースになっています。その元になったのは何かというと、「物を見る」ということです。具体的に物を見るというのはいったいどういうことなのでしょうか？

情報化される前の医学は、ヒトそのものを見ることが重要視されていました。それで思い出したのが、東大病院で学生に口述試験を行ったときのことです。

頭の骨を2個、机の上に置いて、学生に「この2つの骨の違いを言いなさい」というのが試験内容でした。

するとある学生が、1分ぐらい黙って考えた末に、「先生、こっちの骨のほうが大きいです」と答えたのです。

ヒトの骨は1つとして同じものはありません。その学生には、大きさ以外の差は目に入っていなかったというか、目の前にある物を見て考える習慣がゼロだったということです。当時であれば、医者の資質に欠けているといっても過言ではありません。しかし、現在では、こういう学生も医者になれるのかもしれません。

以前の医療が扱っていたのは現実の身体でしたが、今の医療が扱うのは人工身体です。現実の身体はもともとあるものです。これに対して、「人工」というのは頭の中で組み立てたものです。人工身体ばかりを見ていると、現実の身体というのはノイズだらけに見えてきます。

医療のＩＴ化が進むと、ノイズは徹底的に排除され、統計的なデータに基づく確率に支配されていきます。病名を特定するときは、より確率の高いものから調べていきますし、治療法もより確率の高い治療法を選びます。

今回、病院に行ったときも、中川さんはまず15kgの体重減少という症状から、糖尿病かがんを疑いました。

心筋梗塞が見つかったのは念のためにとった心電図の異常な波形を見たからだそうです。心筋梗塞は普通、激しい胸の痛みがあるのに、私はまったく痛みを感じませんでした。もしかしたら見逃されていた可能性があります。

このように、統計的データを重視する医療は、確率の低いケースを、ないものと見なすことにもつながっていくのです。

差異を無視する統計データ

私はタバコを吸っていますが、喫煙者はがんになりやすいというデータがあります。57歳のときに肺がんが疑われたことがありますが、当時はタバコを吸っていたので、検査の結果が出るまで、その可能性はあると覚悟していました。結局、肺がんではありませんでした。

がんになる要因は1つではありません。発症する現実の仕組みは複雑です。にもかかわらず、がんを予防するためには複雑化を取り払い、単純化して因果関係を絞り込んでいるように思われます。

統計で得られたデータというのは、そのように使うことも可能ですから、場合によっては、原因が1つに特定することもできます。

人間を喫煙者と非喫煙者に分けて、どちらががんの発症率が高いかどうかを調べるとします。その結果、タバコを吸う人のほうががんになる確率が高いことがわかります。これによって、喫煙とがんの因果関係が「実証」されるわけです。

統計というのは、個々の症例の差異を平均化して、数字として取り出せるところだけに着目してデータ化します。逆にいえば、統計においては、差異は「ないもの」として無視しなければなりません。

差異というのはノイズです。先ほど「現実の身体というのはノイズだらけ」と言いましたが、統計を重視する医療の中にいると、データから読み取れる自分が本当の自分で、自分の身体はノイズであるということになってしまうのです。

本来、医療は身体を持った人間をケアし、キュア（治療）する営みです。それなのに、患者の身体がノイズだというのは、おかしなことです。統計は事実を抽象化して、その意味を論じるための手段にすぎません。統計そのものに罪があるわけではありませんが、要は使い方の問題なのです。

都市の中には意味のあるものしかない

統計は「意味を論じるための手段」といいましたが、意味はもともとあるものではありません。

都市に住んでいると、すべてのものに意味があるように思われます。それは周囲に意味のあるものしか置かないからです。

例えば、都市のマンションの中に住んでいるとします。部屋の中のテレビやテーブルやソファー、目につくものには、すべて意味があります。たまに何の役にもたたない無意味なものがあっても、「断捨離」とかいって片づけてしまいます。それを日がな1日見続けていれば、世界は意味で満たされていると思って当然です。それに慣れきってしまうと、やがて意味のない存在を許せなくなってしまうのです。

そう思うのは、すべてのものに意味がある、都市と呼ばれる世界を作ってしまい、その中で人間が暮らすようにしたからです。都市の中では、意味のあるものしか経験することができません。

でも現実はそうではありません。山に行って虫でも見ていれば、すべてのものに意味があるのは誤解であることがすぐわかります。

虫捕りをしていると、「なんでこんな変な虫がいるんだ?」と感じることは日常茶飯事です。このような感覚には意味はありません。目に見える世界が変化したということを、とりあえず伝えてくれるだけです。意味というのは、感覚に直接与えられるもの（感覚所与）から、改めて脳の中で作られるものです。

都市はその典型で、道路もビルも、都市の人工物はすべて脳が考えたものを配置しています。自分の内部にあるものが外に表れたもの。人が作るものは、すべて脳の「投射」なのです。

都市化が進めば進むほど、周囲には人工物しかなくなり、脳が考えたものの中に人間が閉じ込められることになります。都市化も統計化も、抽象とか、解釈とか、脳が考える営みの中で進んできたものです。

がんにかかる人がたくさんいるという事実があり、それを把握するため、個別データを取捨選択して集め、特定の手順で抽象化します。そして抽象化されたデータは、現実の解釈に使われ、がん予防のための基礎情報になるのです。

過去の医療にはもう戻れない

がん予防では禁煙がとても重要だといわれています。中川さんによると、喫煙者は膀胱がんになる確率が2倍になり、肺がんになる確率は5倍になるそうです。それはデータの解釈としては確かでしょう。

では1日1箱（20本）タバコを吸う人と、3日で1箱吸う人ではどうなのか。20歳からタバコを吸い始め、40歳でやめて、今60歳の人はどうなのか。タバコとの付き合いは千差万別です。それを1つに丸めて、全体の数値を出して確率を提示しているのが統計データです。

中川さんはタバコを吸わないのに、膀胱がんになっています。タバコと無縁に生きている人でも、がんにかかることがあるのです。

では医療における統計を否定すればよいのかというと、そんなことは不可能です。そう願ったとしても、過去の医療に戻ることはありません。現在、病院に行くというのは、この医療システムに完全に取り込まれてしまうことなのです。これが2020年6月に、病院に行くべきかどうかで悩んだ理由です。

一方で、未来の医療は個人に合った医療にするとか、オーダーメードの医療にするとか言われています。ただしそれをやるには、膨大な情報量が必要です。AI化が進んで、いずれそんな時代がくるかもしれませんが、今は過渡期というか、昔の医療と未来の医療の中間にいるわけです。

その中間にいるときは、どうすればよいのでしょうか。新型コロナの対策では、みんなが勝手なことを言って、どういう対策をたてればいいのかはっきりしないまま1年以上も終息できずにいます。

でもそんなことは、はっきりしなくて当然です。誰かが1つの論理で決めていかなければはっきりさせることはできません。

自分が医療を受けるのも同じです。自分で決めるしかないのです。ところが、普通の人は決めるための十分な知識を持ち合わせていません。

自分で決めるために、セカンド・オピニオン（納得のいく治療法を選択することができるように担当医とは別の医療機関の医師に「第2の意見」を求めること）という制度もありますが、病気について十分な知識がなければ、結局、確率が高いほうを選ぶしかありません。

データよりも身体の声を聞くことが大事

医者のほうも、データばかり見ていると、確率的にあなたはこうだから、この治療が最善です、終わり。というようなことになってしまいます。

本当は治療しながら仕事を続けたいとか、家族との関わりとか、患者個人の事情をよく聞き出して、それに沿って治療方針を決めることが大事なのです。中川さんはそういうタイプの医者ですが、データに乗っかって楽をしている医者が圧倒的に多いような気がします。

統計的データは、あくまで判断材料の1つです。今後、医療システムの中にAＩが本格的に入ってくるはずですが、事情は変わりません。

もしも最終的な判断をAＩに預けるような医者が出てきたら、どうしようもありません。

身体がある状態を示す要因は複合的です。健康診断や人間ドックで、まったく異常が見つからなかったのに、突然倒れてしまうことがあります。

血圧とか血液検査の数値とか、身体の状態から情報化されるのはほんの一部です。だから、予想外の病気が見つかることがあります。私のような胸の激痛がまったく出ない心筋梗塞もその1つでしょう。

数値に目を奪われていると、健康のためにはそれだけが重要なことのように思われてきます。健康診断に一喜一憂する人は、この罠にはまっているといえます。

もちろん、私のように健康診断を受けないことを勧めるわけではありません。ただ、データさえ見ていれば病気にはかからない、という論理に囚われないようにする必要はあると思います。なかなか難しいことではありますが。

自分の身体の異変に気づいて、例えばがんかもしれないと思ったとき、ネットで検査して、「10万人に1人」という数字が出てきたとします。確率が低いので、「これは違うな」と思うかもしれません。身体に異変を感じていながら、それを無視する結果になるので、これは危険です。

私がさんざん悩んだ末に病院に行くことにしたのは、体調が悪くてどうしようもなかったからです。前述したように、病院に行く前の3日間は眠くて眠くて、ほとんど寝てばかりいました。それが身体の声だったのでしょう。

動物は意味ではなく感覚だけで生きています。猫が日当たりのよいところにいるのは、そこにいるのが気持ちよいからです。すべての猫を見たわけではありませんが、少なくともうちの猫（まる）は正直です。そこにいたいからそこにいる。身体の声に従って生きているのです。

ただ、身体の声を聞こえるようにするには、自分が「まっさら」でなければなりません。私は花粉症がありますが、症状がひどくても、これまで薬は飲まないようにしてきました。薬で症状を抑えてしまうと、身体の声が聞こえなくなるのではないかと思うからです。

しかし、今回のように病院に行って、医療システムに取り込まれてしまうと、医者が出す薬を飲まないわけにはいきません。退院後は仕方がないので、処方された薬を毎日きちんと飲んでいます。身体は自分だけのものではないので、これまた仕方がありませんね。

これからも医療とは距離をとって生きていく

なぜ病院に行きたくないのか、いろいろ理屈を言ってきましたが、今回は医療に助けられたことに感謝はしています。しかし、原則として医療に関わりたくないという気持ちは今も変わりません。

中川さんも言っていましたが、受診の予定を7月にしていたら、もはや生きていなかったかもしれません。

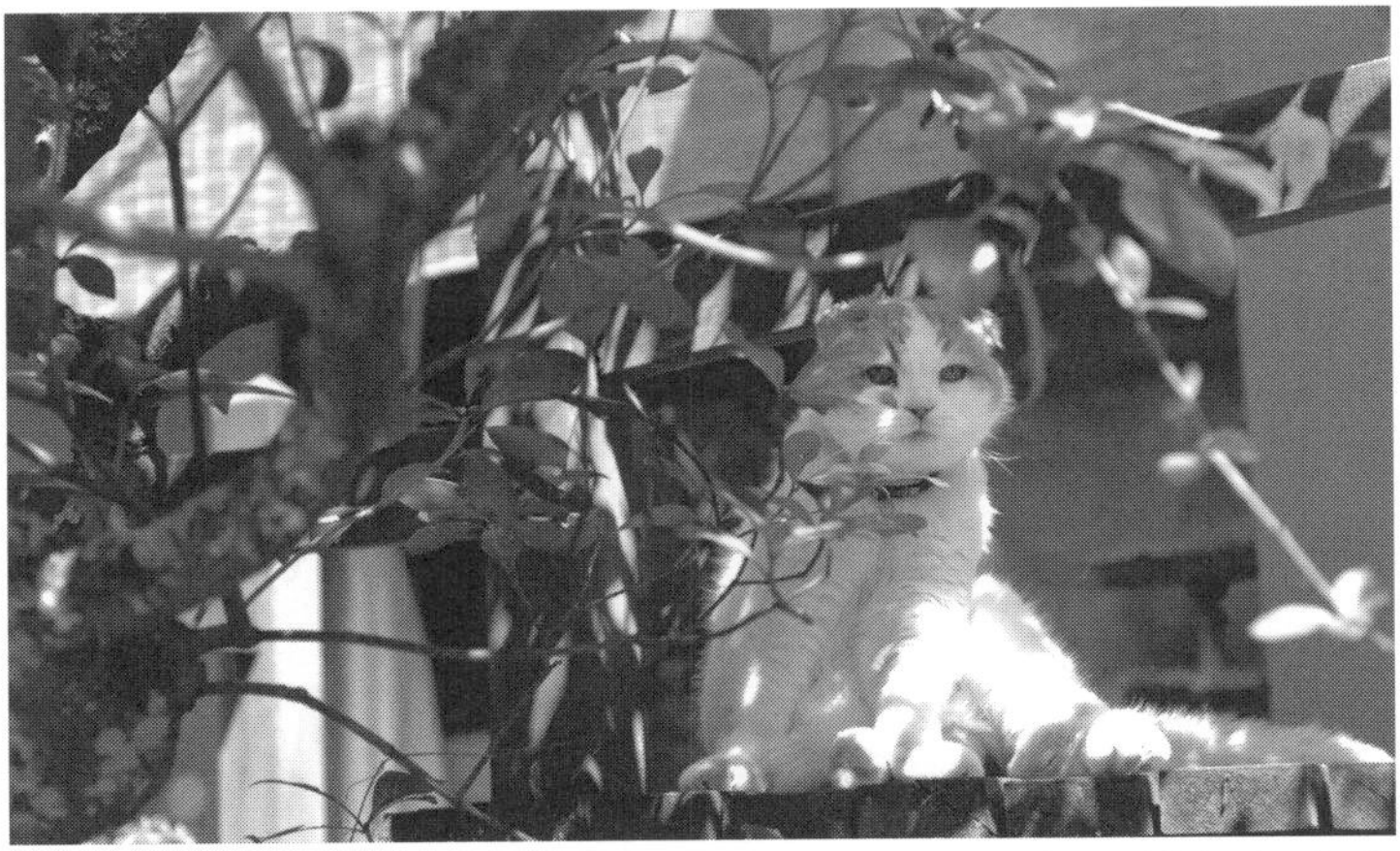

養老先生の愛猫まるも日当たりのよいところでくつろぐのが大好き。気持ちがよいところがどこか、感覚的にわかっている

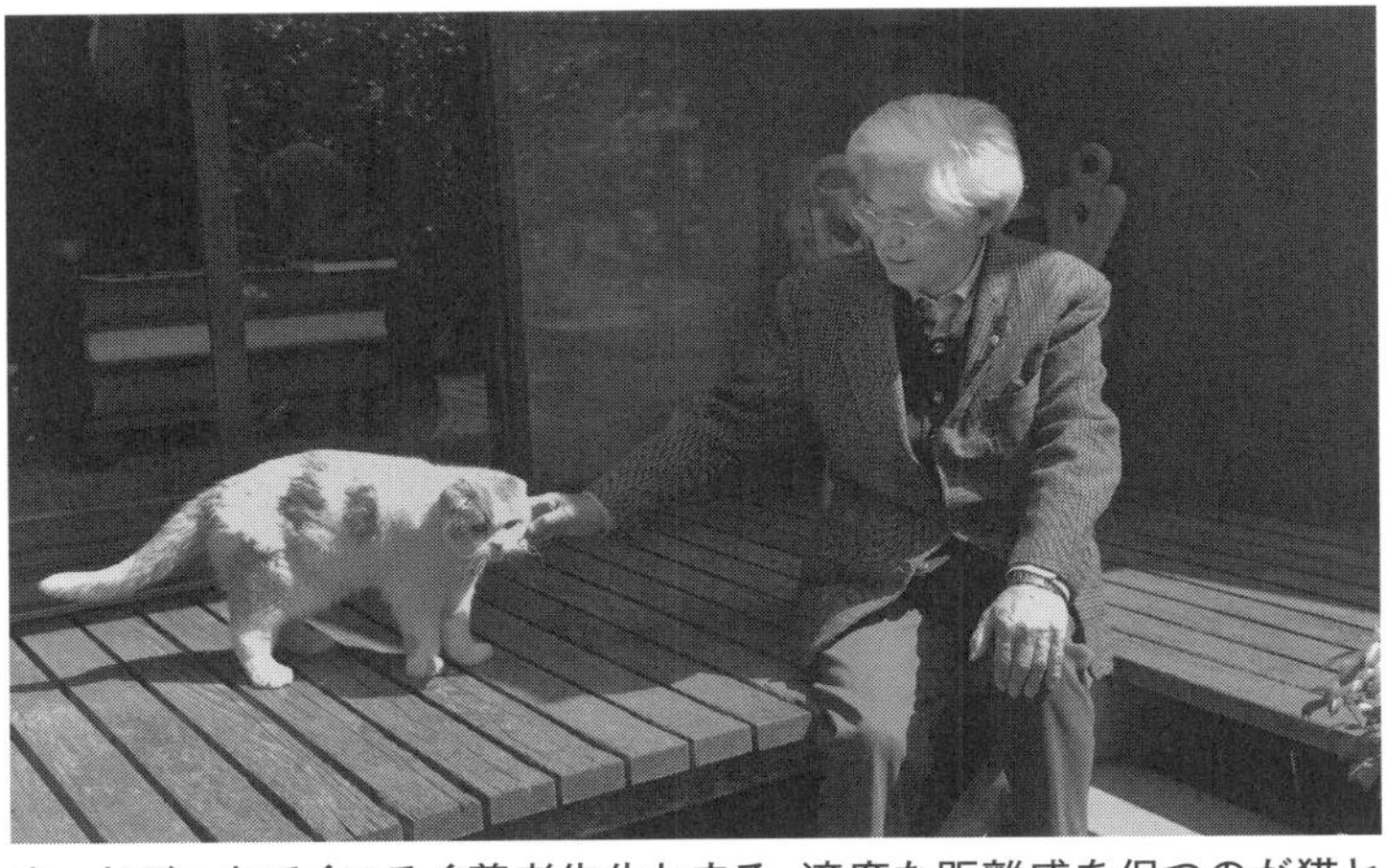

ウッドデッキでくつろぐ養老先生とまる。適度な距離感を保つのが猫とつきあう秘訣かも（いずれも2020年3月26日撮影）

そもそもかつての東大病院というのは、どこの医者に診てもらっても匙を投げられ、最後の望みとして患者さんがやってくる病院だったからです。

とりあえず、今回は生きて帰ってきました。それどころか、病院嫌いの私が再び入院して、白内障の手術も受けました。

おかげで、メガネなしで本が読めるようになりました。本を読むのが仕事の一部なので、これはとても助かっています。

ただ、白内障の手術を受けたことで、中川さんなどは私の医療に対する考え方が変わったのではないかと言っていますが、実は何も変わっていません。

これからも、身体の声に耳を傾けながら、具合が悪ければ医療に関わるでしょうし、そうでないときは医療と距離をとりながら生きていくことになるでしょう。

第2章

教え子医師が心筋梗塞を発見

養老先生、東大病院に入院

中川恵一

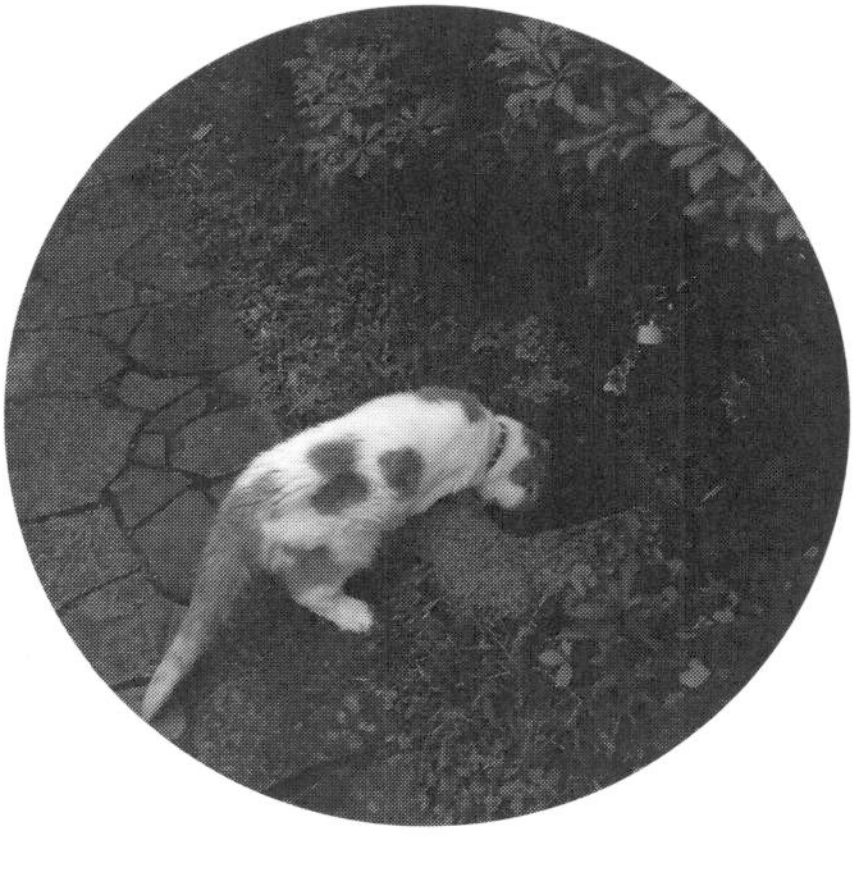

養老先生の新年会に呼ばれた理由

私と養老先生は、もともと教師と教え子の関係にあります。私が東京大学医学部で学んでいたとき、養老先生は解剖学教室の教授でした。

解剖学の講義というのは基礎研究、すなわち臨床医学を学ぶための基礎的な学問の1つです。

東京大学（以下、東大）、特に医学部の学生は、ある意味で優秀な人材の集まりですから、別に授業を聞いていなくても、教科書をよく読むだけで基礎的なことはだいたい理解できる人がほとんどです。だから養老先生の講義を真面目に聞いていない学生も多かったように思います。

でも私にとっては、養老先生の授業はとてもおもしろかったのです。例えば、解剖から離れて、急にトガリネズミの捕まえ方の話をされたり、「骨盤は第二の脳なんだよ」と言われたりしたのを覚えています。

いわゆる医者として身につけてほしい幅広い教養のようなもの。それを養老先生は教えてくれたのだと思います。

私が医者になってからは、養老先生と一緒に本を執筆したり、テレビ番組で対談するなど、ご一緒する機会が多く、親しくさせていただいています。

その私が、２０２０年1月、養老先生と、作家など先生と親しい著名人たちが集まる新年会に呼ばれました。この本の特別企画の鼎談（第5章）に参加していただいたヤマザキマリさんも、その1人です。毎年恒例の集まりのようですが、私が参加するのは初めてでした。

宴席の中で、「なぜ新年会に私を呼ぶことになったのか？」という話になりました。誰が言ったのかも覚えていませんが、新年会の参加者も年々歳をとってきますし、誰がいつ病気になるかわからないから、医者を1人くらい仲間に入れてもいいんじゃないか？　そんな内容だったと思います。

後日、ヤマザキマリさんにも確認しましたが、新年会のメンバーは養老先生のような病院嫌いが多いようで、「頻繁にお医者さんに行きそうな人は1人もいないし、みんな病院に行かずに自分で治してやる、みたいなタイプの方ばっかりだから、そろそろ医者を1人くらい入れてはどうか？」という会話を確かに聞いたというのです。

お酒が入っている席ですから半分ジョークではあるのですが、もしかしたら、この新年会で顔を合わせた人たちから、医療に関する相談があるのかもしれないな、くらいには思っていました。

養老先生から病気の相談メールが来た

結果的に、新年会メンバーの中で相談を受けた第1号の患者さんは、養老先生でした。養老先生からは、よく先生の知人の医療に関する相談を受けますが、ご自分の体調不良で相談を受けたのは初めてのことでした。

しかし新年会のときの養老先生は、とてもお元気だったので、まさか養老先生が病気になるとは思ってもいませんでした。

次にお会いしたのは、同年3月26日に鎌倉の養老先生のご自宅でした。これは私の著書『医者にがんと言われたら最初に読む本』に収載された対談の収録のための訪問でした。

この対談は「猫的視点でがんについて考える」と題されましたが、猫好きである養老先生と私ならではの企画でした。もちろん、養老先生の愛猫、まるの写真を撮ることも目的の1つでした。

出版社の担当編集者と、ライター、カメラマンと一緒にうかがったのですが、その日も養老先生はとても元気で、まさか病気になるとは思えなかった印象があります。

それから約2カ月たった6月12日、養老先生から次のようなメールが届きました。

ご無沙汰しています。

今回は私自身のことですが、昨年から体重が70kg台から50kg台まで落ちて、家内が心配しています。コロナの禁足のせいか、元気がなくなり、ほとんどビョーキ状態です。

健康診断の類を何年もやっていないのですが、家内に催促されています。七月に入れば、時間に余裕ができますので、どこかご推薦、ご紹介など頂けますか？

とりあえず自覚症状のようなものはとくにありません。眼は白内障、糖尿は間違いなくあると思います。

養老　拝

糖尿病かがんの可能性がある

養老先生のメールを読んで、気になったのは、「体重が70kg台から50kg台まで落ち」たことでした。わずか1年ほどで10kg以上の体重減少があるということは、2つの原因が疑われます。

養老先生が糖尿病だということは聞いていたので、1つは糖尿病による体重の減少を考えました。

糖尿病は食事から摂ったブドウ糖が血液中に増えてしまう病気です。ブドウ糖は体を動かすエネルギーとして使われていますが、糖尿病が進行するとブドウ糖をエネルギーとして利用できなくなります。その結果、食べてもエネルギーが供給されず、どんどん体重が減ってくるのです。

体重減少のもう1つ原因として考えられるのは、がんです。がんが増殖するためにはエネルギーが必要です。がん細胞はそのエネルギーを、がん患者から横取りして得ようとします。

がんが進行して大きく成長すると、横取りされるエネルギー量も増加します。そのため、急速にやせてくるのです。

体重減少の原因が糖尿病かがんなのかは、病院に来ていただき、詳しい検査をしてみないとわかりません。

特にがんであれば、受診するのは早いほうがいいに決まっています。そう思っていたところ、養老先生から次のメールが届きました。

済みません。急にどっと予定が入って、七月が動けなくなりました。近いところで六月末はいかがでしょうか。

20日スギはかなり空きです。

養老　拝

結果的に、養老先生は6月24日に東大病院の私の外来を受診しました。今にして思うと、7月まで待っていたら、どうなっていたかわかりません。

検査では肺がんも疑われたが…

東大病院で養老先生を最初に診たのは私です。ですから、後日何人かから、「中川先生は養老先生の主治医なのですか?」という質問を受けました。

私はがん、それも放射線治療が専門です。養老先生の病気が、がんであれば自分が診ますし、手術が必要なら外科の医師に相談することになります。しかし糖尿病だった場合は、糖尿病の医師に診てもらうことになります。

ですから、主治医的な立場ではあるのですが、私自身は、最初の診察はしたものの直接的な治療に携わることはありませんでした。主治医というより、オーケストラの指揮者のような役割を果たしたのだと思っています。

話を養老先生の外来受診に戻しましょう。私の前に座った養老先生はだいぶ調子が悪そうでした。問診でもろれつが回らないので、何を言っているのか、話がよく聞き取れない状態でした。

医師としてまずやることは、病気が何なのかを特定することです。そのために、胸から骨盤までのＣＴ（コンピュータ断層撮影法）を撮ってもらいました。もしもがんであれば、ＣＴ画像に映るがんなら見つかります。

また血液検査と心電図も行いました。糖尿病になると心疾患のリスクが高くなるので、心臓に異常がないかどうか調べる必要があるのです。

血液検査では糖尿病の数値（血糖値とヘモグロビンＡ１ｃ）などとともに、各種の腫瘍マーカーも調べました。

腫瘍マーカーとは、がんが進行すると血液中に増えてくる物質のことで、がんの疑いがあるかどうかの指標になる数値です。

例えば、ＣＥＡという腫瘍マーカーが高値なら大腸がんや肺がんなどが疑われますし、ＣＡ19-9という腫瘍マーカーが高値なら膵臓がんや胆管がん、胆のうがんなどが疑われます。

10種類以上調べた腫瘍マーカーの中で、基準値よりも値が少し高かったのはSCCでした。

SCCは肺の扁平上皮がんの腫瘍マーカーで、養老先生は喫煙者なので調べました。高いといっても後で詳しく調べればよいくらいのレベルでした。といっても、がんの疑いが消えたわけではありません。

逆に血液検査で明らかになったのは、血糖値やヘモグロビンA1c値が高いことでした。もっとも養老先生自身、自分が糖尿病であると認識していたので、これは予想されたことでした。

心電図で心筋梗塞を起こしていることが判明

心電図は心臓が拍動するときに流れる電気を波形として記録したものです。一枚の心電図には、12種類の波形が記録されます。これは心臓を流れる電気を12の方向から観察するためです。

心電図でわかるのは、不整脈を始め、狭心症発作、心筋梗塞、心筋症といった心臓の病気です。

糖尿病が進行すると、心筋梗塞のリスクが高くなるので、養老先生の場合、心電図を診ることが重要です。実際に診てみると、異変が見つかったのです。


見逃す可能性もあるような異変でしたが、心電図にわずかに「ST上昇」している波形が見つかったのです。

ST上昇は心筋梗塞が起こっていることを示す波形です。私は右冠動脈が詰まる下壁梗塞の可能性を疑いました。

冠動脈というのは、心臓に血液を送る1番太い血管で、右冠動脈と左冠動脈（途中で2本に分かれる）があります。また「下壁」というのは、心臓にある右室と左室のうち、左室の底部です。この部分の冠動脈に梗塞、つまり血管の詰まりがあることが疑われたのです。

心筋梗塞であるかどうかの確証を得るには、血液検査が必要です。そこで私は、電話で血液検査の項目の追加をオーダーすることにしました。

この時点で養老先生は診察室を出ていましたが、採血は済んでいるので、調べることは可能でした。

その結果、養老先生が心筋梗塞を起こしていることがわかったのです。

血液検査で追加オーダーしたのは、「心筋逸脱酵素」という項目です。心筋のタンパク質や酵素が血液中に逸脱することから、心筋梗塞を起こしているかどうかがわかります。心筋逸脱酵素にはいくつかありますが、そのうち高感度心筋トポロニンI（cTnI）が異常値を示していたのです。

心筋梗塞は、冠動脈が詰まって心臓に血液がとどかなくなる心臓病です。冠動脈が完全に詰まってしまえば、心臓に酸素を送ることができなくなり、心筋の細胞が壊死してしまいます。最悪の場合は死に至ります。

ここで読者の中には、次のような疑問を持った方が多いのではないでしょうか。一般的に、心筋梗塞といえば胸に激痛が起こるものだと言われているからです。

確かに心筋梗塞の症状でよく知られているのは、激しい胸の痛みです。ところが、養老先生はまったく胸の痛みの症状を訴えていませんでした。

これは養老先生が糖尿病だったからだと考えられます。糖尿病が進行して神経障害

心電図

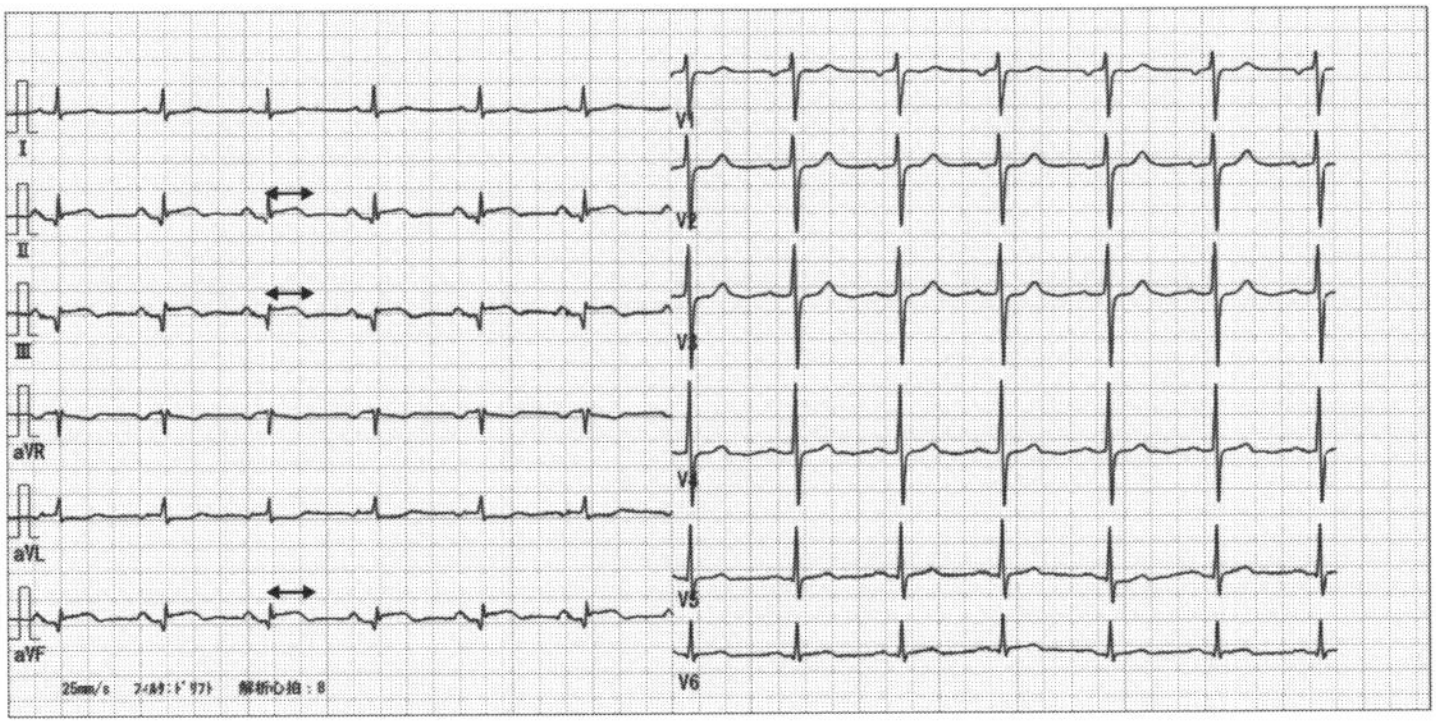

Ⅱ、Ⅲ、aVFにST上昇が見られる（↔の部分）ことから、心臓の「下壁」の梗塞が疑われる

心筋逸脱酵素（高感度心筋トロポニンIなど）

採取日	2020/06/24		2020/06/24		2020/06/24		2020/06/25		2020/06/26		2020/06/29
採取時間	18:00:00		19:03:03		21:00:00		10:16:00		07:33:46		08:05:17
依頼コメント											
材料名	血清		血清		血清				血清		血清
	血液		血液		血液				血液		血液
CK	235		264	H	210		168		145		74
CK-MB	17	H	20	H	14	H	12		7		7
高感度cTnI	17513.2 上限26.2なので明らかな異常値	H			15879.4	H	12196.8	H	6341.3	H	
（上限26.2）											

を起こすと、痛みに対する感覚が鈍くなることがあるのです。養老先生もおそらく糖尿病のため、痛みの症状が出なかったのでしょう。しかし心筋梗塞を起こしていることは間違いありません。

すぐに心筋梗塞の処置をしなければならない緊急事態ですが、このとき養老先生は診察を終えて、待合室に戻っていたのです。

待合室には、養老先生の秘書や仲間の人が何人かついてきていました。後で聞いた話ですが、みんなで御茶ノ水にある山の上ホテルに天ぷらを食べに行く相談をしていたということです。

あわてていた私は、待合室まで駆けつけて、「養老先生、心筋梗塞です。ここを動かないでください」と叫んだそうです。自分ではよく覚えていないのですが、そのくらい緊迫した状況だったのでしょう。いずれにしても、あれで動かれていたら危なかったと思います。

ちなみに、このときエクスナレッジの編集者も待合室にいました。前述の『医者にがんと言われたら最初に読む本』の校正刷りを渡す約束になっていたからです。私のほうも初診でそれほど深刻な状況にはならないと思って彼を呼んでいたのですが、一刻を争う事態になってしまいました。

心臓の太い血管が詰まりかけていた

すぐに循環器内科の先生にお願いして、緊急カテーテル検査を行うことになりました。

カテーテル検査というのは、足の付け根などの動脈から直径2㎜くらいの細い管（カテーテル）を心臓の近くまで挿入し、造影剤を注入して、エックス線撮影をしながら、血管が詰まっているかどうかを詳しく調べる検査です。

冠動脈は右冠動脈と左冠動脈の2本あるといいましたが、左冠動脈は途中で左冠動脈回旋枝と左冠動脈前下行枝に分かれます。養老先生の場合、左冠動脈前下降枝の1番下（57ページ図2の数字8の先の部分）が100％詰まっていました。

こういうときに動いては危険です。それで私は「ここを動かないでください」と言ったのです。

受診する前の3日間、養老先生は眠くてほとんど寝ていたと言っていました。猫も体調が悪いときは動かないでじっとしていますが、養老先生も自分の身体の声に従って動けなくなっていたのでしょう。それでも受診するタイミングとしてはギリギリだったのではないかと思っています。

左冠動脈前下行枝の末端は完全に詰まっていましたが、それでもまだ心臓への血液が途絶えてはいません。ここの閉塞はそれほど大きな影響を与えていなかったのではないかと思っています。

問題は左冠動脈主幹部の梗塞です。ここもかなり閉塞しかけていたのです。メインの血管ですから、ここが完全に詰まると、心臓の半分に血液を送ることができなくなり、死んでしまいます。

カテーテル検査と同時にステント治療も行われました。詰まった血管を拡げた後、ステントと呼ばれる金属の管をその部分に挿入し、再び血管が詰まることがないようにする治療法です。

無事に閉塞しかけていた左冠動脈主幹部を拡げることができたので、危機を脱する

心臓を養う「冠動脈」

図1

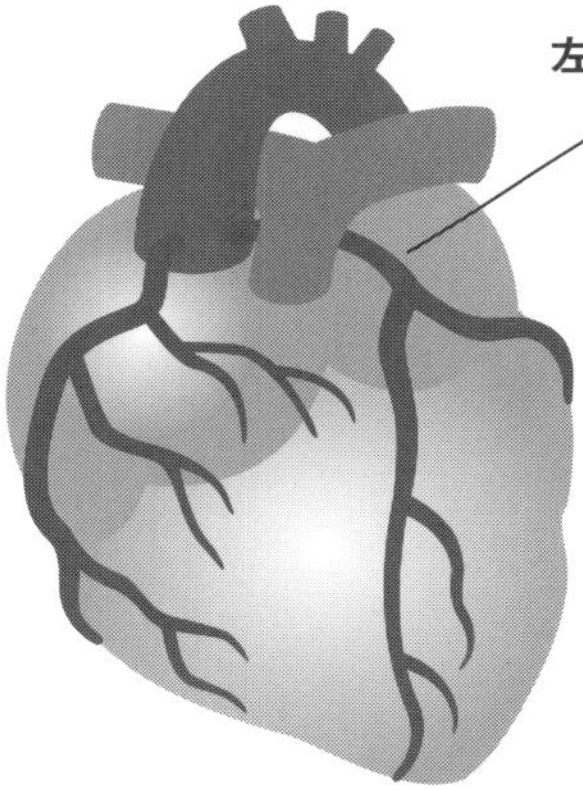
左冠動脈主幹部
右冠動脈
左冠動脈回旋部
左冠動脈前下行枝

図2

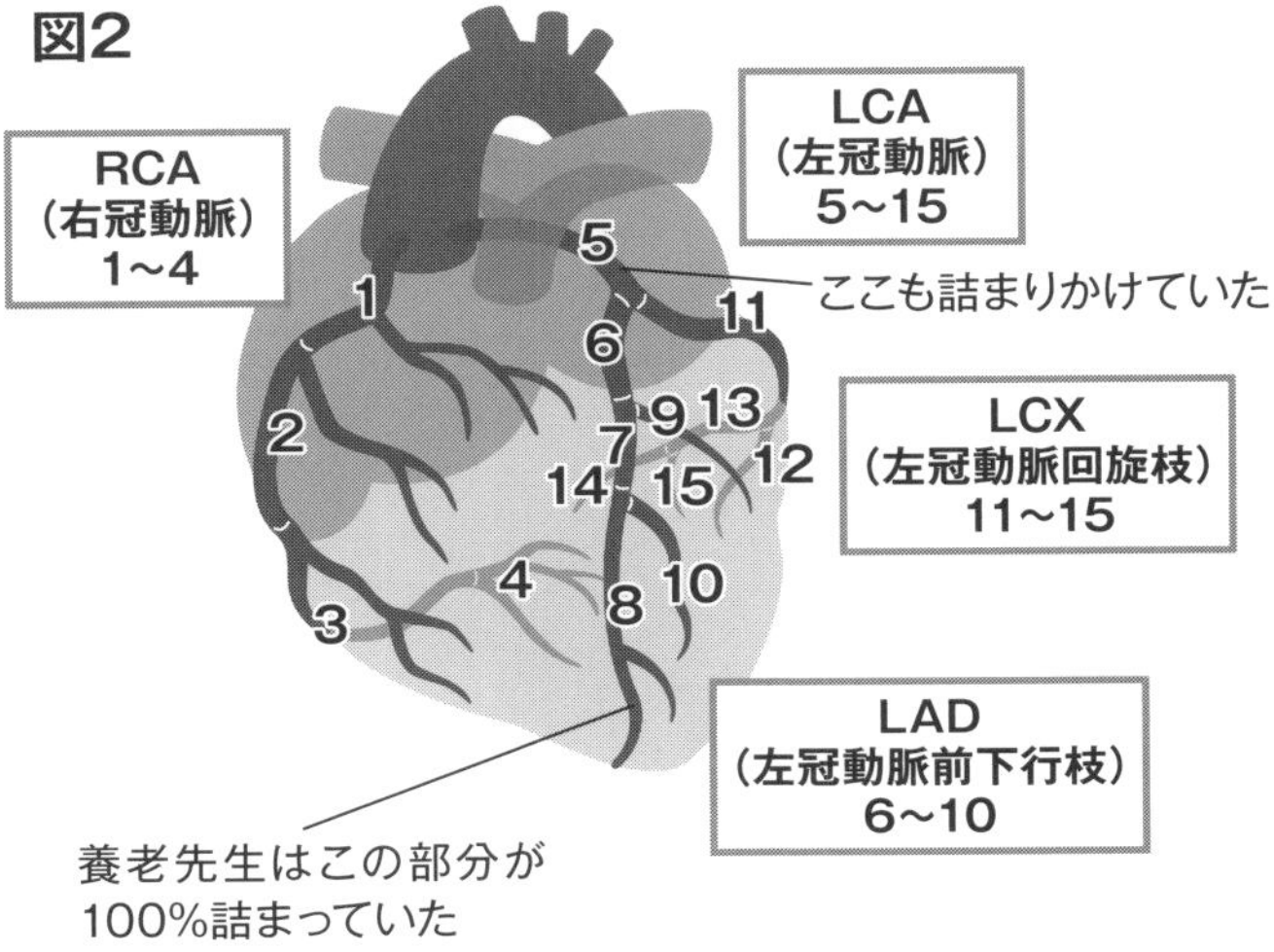
RCA
(右冠動脈)
1〜4
LCA
(左冠動脈)
5〜15
ここも詰まりかけていた
LCX
(左冠動脈回旋枝)
11〜15
LAD
(左冠動脈前下行枝)
6〜10
養老先生はこの部分が
100%詰まっていた
1
2
3
4
5
6
7
8
9
10
11
12
13
14
15

ことができました。

胃がん、大腸がんのリスクも判明

カテーテル検査とステント治療が終わって、養老先生はＩＣＵ（集中治療室）に入院しました。

私もＩＣＵに様子を見に行きましたが、私の専門ではないので、ただじっと見守るしかありません。

ただ、がんの疑いがまったく消えたわけではないので、３日後にＩＣＵから一般病棟に移ってからも、さまざまな検査が行われました。

胃の内視鏡検査（消化管上部内視）を受けて、胃がんがないことはわかりましたが、6月24日の血液検査でピロリ菌（ヘリコバクター・ピロリ）が陽性であることはわかっていました。

胃がんの原因の98％はピロリ菌感染であるといわれています。胃潰瘍や胃炎などの患者さんを対象とした調査によると、10年間で胃がんになった人の割合は、ピロリ菌

冠動脈のカテーテル検査

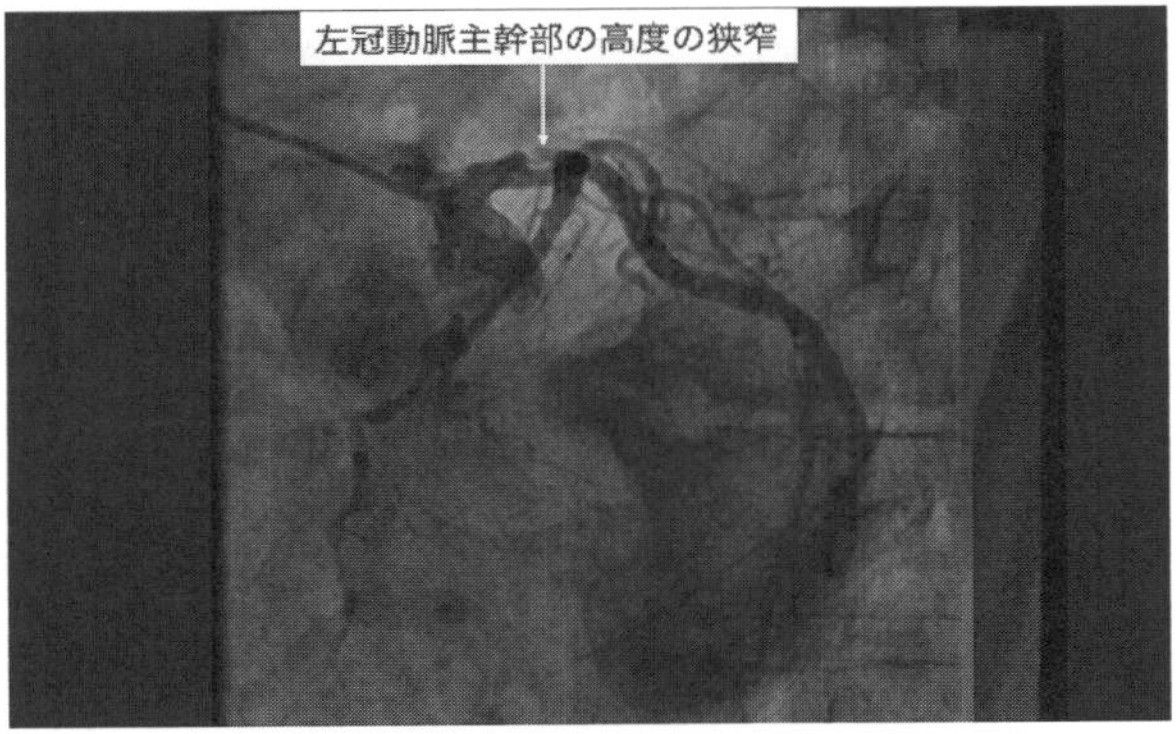

矢印の部分に高度の狭窄が見られる。この部位の狭窄は広範囲の心筋虚血を引き起こすため、特に危険で突然死の原因にもなる

冠動脈のステント治療

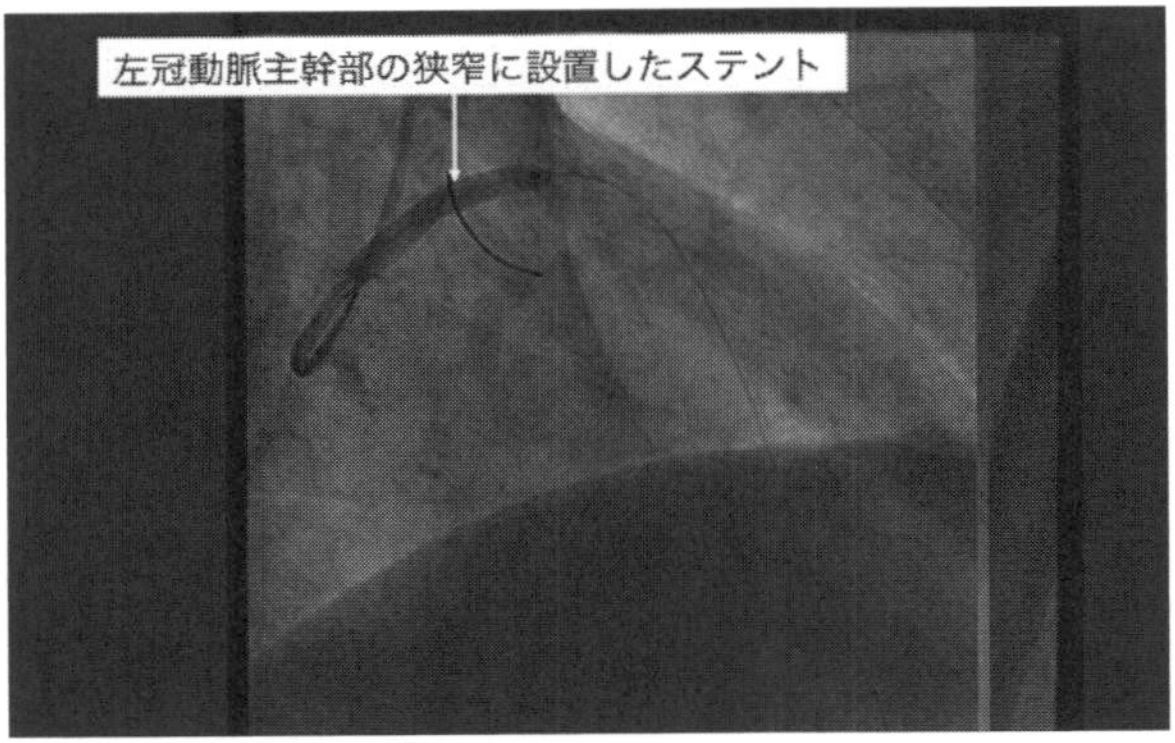

左冠動脈主幹部にステント（金属の管）を入れて狭窄した血管を拡げる処置を行った

に感染している人で約3％、感染していない人では1人も発症しませんでした。

ピロリ菌は胃がんのリスクを高めるので、ピロリ菌が陽性の場合、一般的には除菌治療が勧められます。抗生物質などの薬を1週間ほど飲み続ける治療ですが、除菌できれば胃がんのリスクは下がります。

ただピロリ菌は免疫力が未完成な5歳くらいまでに発症するといわれています。養老先生の場合、82歳で感染が確認されたので、80年近くピロリ菌が持続感染していたと考えられます。にもかかわらず、内視鏡検査で胃がんにはなっていないことがわかりました。

もちろん、これから胃がんができる可能性はゼロではありません。ピロリ菌を除菌するかどうかは、養老先生の判断に委ねられます。


また、この入院期間中に大腸内視鏡検査（下部消化管内視）も行いました。この検査では12㎜の大腸ポリープが見つかっています。

ポリープというのは、大腸の粘膜にできたこぶのことですが、放置しておくと、がん化するものもあります。そのため、がん化する可能性のあるポリープについては、切除するのが一般的です。

内視鏡を使って切除するので、さほど体に負担がかかる治療ではありませんが、切るか切らないかは、患者が決めなくてはいけません。

結論からいうと、養老先生はピロリ菌の除菌治療も、大腸ポリープの切除もしないと決断しました。

ご自身で書かれていますが、養老先生は健康診断を受けたことがありません。また病院にはできるだけ行かず、体調が悪いと感じたときにだけ行くという考え方をする人です。ですから、果たして養老先生がピロリ菌の除菌治療や大腸ポリープの切除を受けるかどうか興味がありました。

そして、いずれの治療も受けなかったことを知り、私はさすが養老先生だと感心しました。

軽度の肺気腫も見つかった

肺のCT画像では、肺がんは見つかりませんでしたが、肺気腫があることがわかりました。

肺気腫というのは、肺胞と呼ばれる肺の組織が壊れていく喫煙者に多い病気です。最近では慢性気管支炎と肺気腫を1つの病気として扱うCOPD(慢性閉塞性肺疾患)という病名もありますが、養老先生のCT画像を見ると明らかな肺気腫の所見が認められます。

肺は酸素を取り込んで二酸化炭素を排出する、ガス交換という役割があります。肺の組織が壊れると、ガス交換の機能が低下します。

進行すると、体の中に酸素を十分に取り入れることが難しくなって、息切れや咳、痰などの症状が出てきます。

さらに肺気腫が進行すると、血中酸素濃度が低下して、酸素吸入が必要になるケースもあります。しかし、幸いにも養老先生の肺気腫はごく軽いものでした。

養老先生は愛煙家なので、肺気腫があっても不思議ではありません。タバコを吸う人の15~20%が肺気腫(COPD)になると言われています。養老先生は強運を持っているのかしれません。

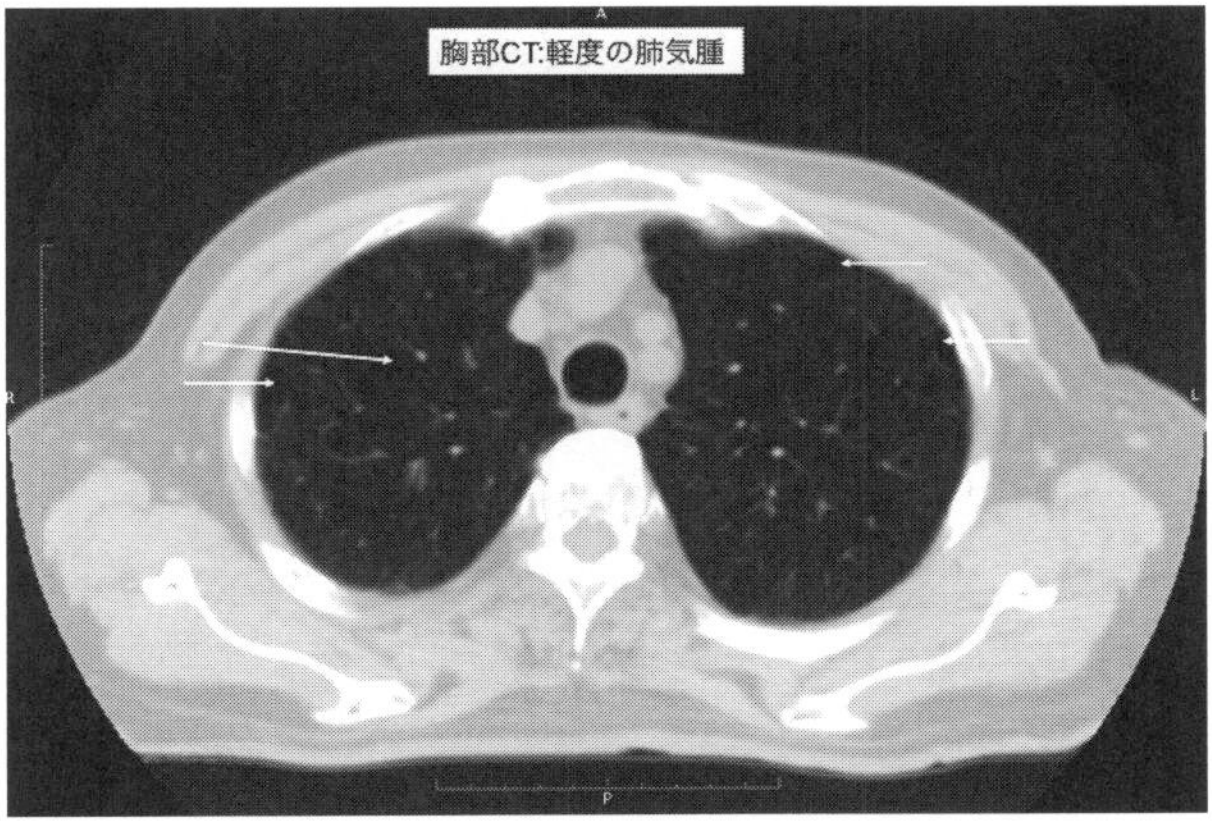

肺のCT画像。矢印の部分のように周囲よりも黒いところは肺組織が破壊されている。小さいものは他にもたくさん見られる

軽度の肺気腫ですが、呼吸器内科の医師であれば、禁煙を勧めるでしょう。肺気腫などの慢性呼吸器疾患は、新型コロナウイルスの重症化リスクを高める基礎疾患の1つですし、喫煙そのものも重症化リスクを高めます。

3月にお会いしたときは、新型コロナウイルス感染の第1波が拡大していた頃ですが、「外出するのはタバコを買いに行くときくらい」と言っていたくらいの愛煙家です。退院したらまた吸い始めるのではないかと心配していました。

しかし退院後にお会いしたときには「タバコはもう吸っていない」とおっしゃっていました。本当ならうれしい限りですが…。

6月24日に東大病院を受診し、心筋梗塞の診断で緊急入院となり、治療といろんな検査を受けて、退院したのは7月9日のことでした。ICUも含め2週間入院したことになります

養老先生は子どもの頃、赤痢の感染で入院されたことがあったと第1章で述べていますが、成人してから約2週間も入院するのは初めての経験です。

入院中は「行儀のよい患者」でしたから、この入院がきっかけで医療に対する考え方が大きく変わったのではないかと期待しました。それについては後で詳しく述べることにします

心筋梗塞のカテーテル検査とステント治療を受ける直前は、最初のメールにあったように「ほとんどビョーキ」の状態で、意識も朦朧としていたところがありました。しかし、入院中に元気を取り戻していきました。

私もほぼ毎日、様子を見に行っていましたから、養老先生が日に日に回復していくのは確認できました。

退院の日の朝、2人で記念写真を撮りました。それを見ると顔つきも以前の養老先生に戻っていると感じました。

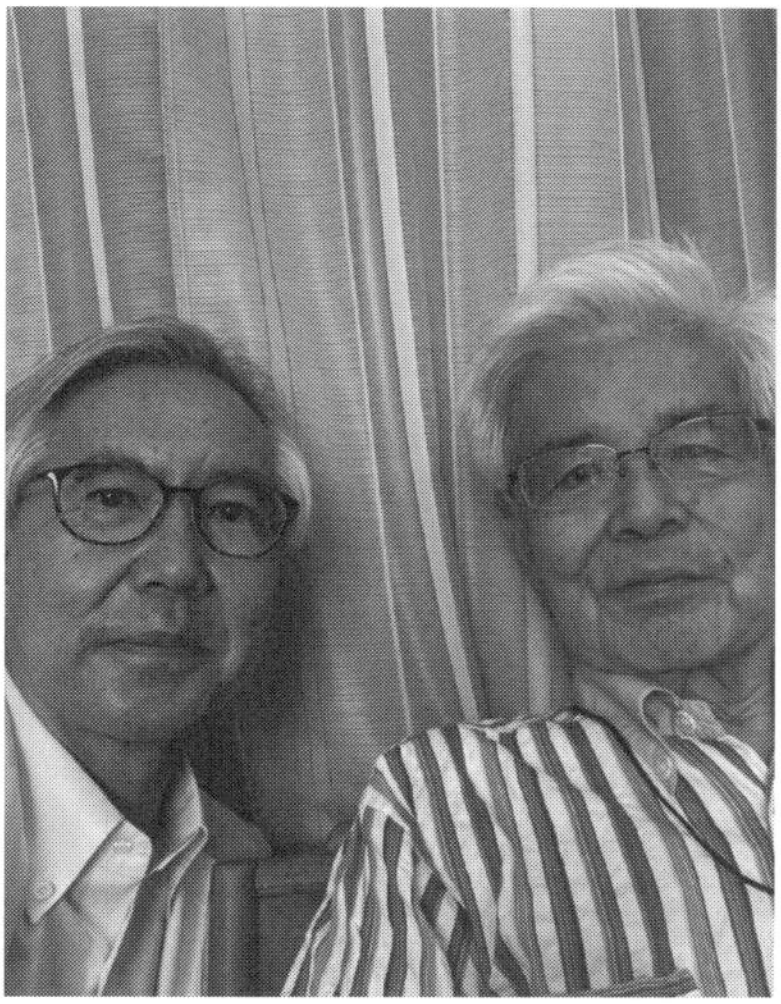

退院の日の養老先生(右)と中川先生(左)。養老先生の目に輝きが戻ってきたと中川先生(2020年7月9日撮影)

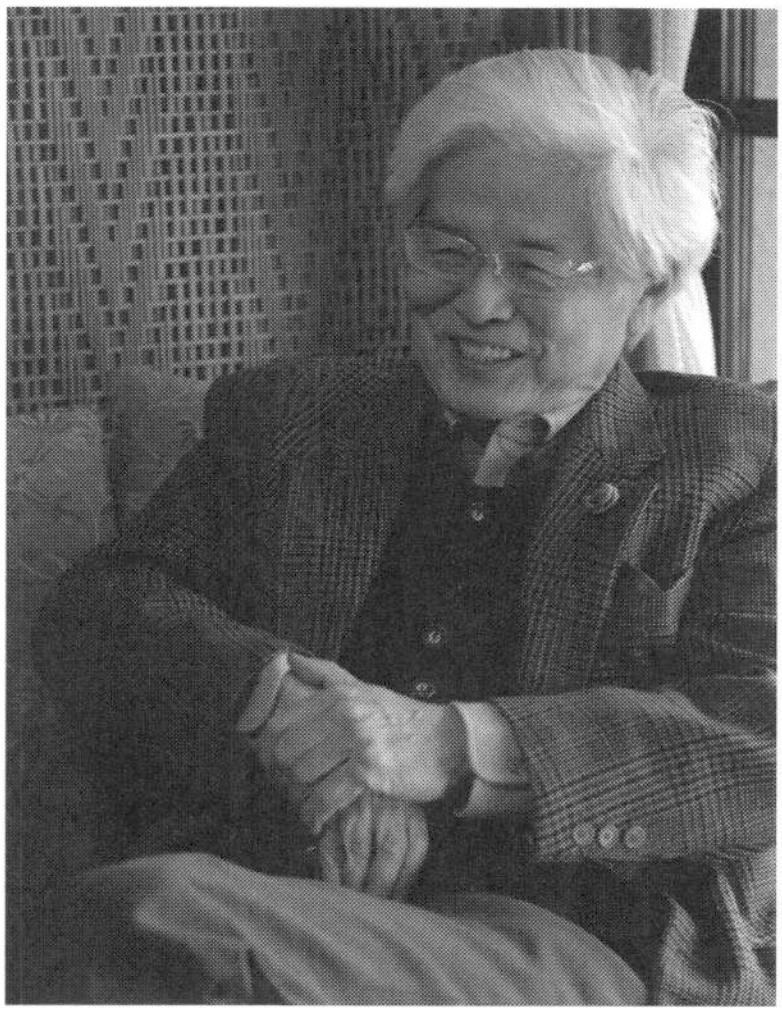

入院の3カ月ほど前に中川先生がお会いしたときの養老先生。この時点では、まさか大病をするとは予想もしていなかった(2020年3月26日撮影)

白内障の手術で目もよく見えるように

この他、入院期間中には眼科の診察も受けています。養老先生からいただいたメールにもあるように、白内障があります。白内障については、私からも手術をお勧めし、8月に再入院して手術を受けることになりました。

白内障というのは、目のレンズにあたる水晶体が濁っていく病気です。本来、水晶体は透明な組織ですが、加齢などによって濁ってきます。加齢による白内障は、早い人では40代から、80代ではほとんどの人に白内障が発見されると言われています。

濁った水晶体を元に戻す方法はないので、水晶体を人工のレンズ（眼内レンズ）に置き換える手術が行われます。現在の白内障手術は、安全性も高く、短時間ですむので、珍しいものではなくなりました。

白内障の手術に用いる眼内レンズは、単焦点レンズと多焦点レンズがあります。多焦点レンズは近距離にも遠距離にもピントを合わせることができます（多焦点レンズ代のみが自己負担となる選定療養）。これに対し、単焦点レンズは一カ所だけにピントを合わせます（保険適用）。

養老先生は単焦点レンズを選びました。単焦点レンズの場合は、ピントを近距離に合わせるか、遠距離に合わせるかを選ばないといけません。

例えば、遠距離にピントを合わせると、本などを読むときにはメガネをかけなければなりません。逆に近距離にピントを合わせれば遠くを見るときにメガネが必要になります。

養老先生の場合は、本を読むのが仕事の1つでもありますから、近距離に合わせました。後日うかがったところ、とても快適だとおっしゃっていました。

養老先生は強運を持っている？

養老先生はよく「身体の声を聞く」ということをおっしゃっています。病気になって、体調がよくないときは、身体から何らかのメッセージが発せられるという考え方です。例えば、風邪をひいて熱が出れば、それが身体の声ということになります。

逆に、身体の声が聞こえていないのに、病院に行く必要はないともお考えです。それが健康診断やがん検診などを一切受けない理由になっています。

心筋梗塞の場合、普通であれば「胸の痛み」が身体からのメッセージになります。ところが、養老先生の場合は痛みがなく、ただ調子が悪い状態が何日も続いていたようです。

痛みを感じなかったのは、先に述べたように、養老先生が糖尿病だったからだと思われます。

しかし、そもそも糖尿病は心筋梗塞のリスクを高めます。糖尿病は動脈硬化を進めるので、血管が詰まりやすくなるのです。

また、喫煙の習慣も心筋梗塞のリスクを高めます。タバコを吸うと血管が収縮して血圧が高くなります。高血圧も動脈硬化を進める大きな要因の1つです。

養老先生の場合、糖尿病と喫煙習慣があったわけですから、心筋梗塞も疑わないわけにはいきません。ですから、心電図検査をしたのは大正解でした。

しかし、何より幸いだったのは、養老先生が自分の身体の声を聞いて、東大病院を受診する決心をしたからでしょう。

第1章でご本人が語っているように、養老先生は病院に行くべきか否かで、ずいぶん悩まれたようです。それでも最終的に、「今回は病院に行ったほうがよいだろう」と判断されました。

その際、私に相談していただいたことは光栄だと思っています。私は養老先生とのおつきあいが長いですから、先生が「病院嫌い」であることも知っています。

その私が最初に診察したのは、先生にとっても安心できる要素の1つだったのではないかと思います。

前述したように、受診したとき、養老先生の左冠動脈前下降枝の末端は完全に詰まっていて、なおかつ左冠動脈主幹部もほとんど詰まりかけていることがわかりました。ここを放置すれば、数日のうちに完全に詰まっていたかもしれません。

6月26日の受診は、ギリギリのタイミングではなかったかと思います。これにも「強運」を感じます。身体の声を聞くことと、運にも恵まれたことが養老先生の命を救ったのだと考えています。

養老先生が医療の考え方を変えた？

今回、養老先生が大病を経験したことによって、先生の医療に対する考え方を変えたのではないかと私は思いました。

その理由の1つが、白内障手術で入院していた8月に読んでいた『ライフスパン老いなき世界』（以下、『ライフスパン』）という本の感想です。出版社から送っていただいた発売される前の見本をいち早く読まれたようです（書籍は2020年9月29日発行）。

この本の著者の1人、デビッド・A・シンクレアは、ハーバード大学医学大学院の教授で、老化の原因と若返りの方法に関する研究で知られる世界的に有名な科学者です（起業家でもある）。

この本によれば、人類は科学の力で老化を克服でき、若い身体のままで長生きできるようになる日が近づいているのだそうです。

老化の原因がわかったので、それを止める方法も解明されつつあるということで、その一部はシンクレア教授自身も実践されています。

養老先生は、この本にずいぶん興味をもたれたようで、私に「中川君、老いは自然じゃなくて病気なんだよ」と言われたように記憶しています。

それを聞いて私はびっくりしました。また、あれだけの病気を経験すると、養老先生といえども考え方が変わるのだな、と思ったのです。

養老先生のお話や本によく出てくるのが「都市と自然」という概念です。都市というのは人工物であり、人工物は大脳が作り出したものです。

自然は変化しますが、人工物である都市は不変です。夏でも冬でも同じ室温に調整された高層ビルの中に1日中いると、季節などのうつろいゆく自然を感じることができません。都市は自然を排除しようとするのです。

人工物の象徴である都市を作り上げた大脳も、自然を避けようとします。その最も忌避すべきものが「死」です。

死は自然であり、大脳も自然（身体）の一部であることを教えるからです。この「大脳の身体性」こそが、現代社会の最大のタブーだと養老先生は言っています。

養老先生の考え方に従えば、死に近づいていく「老い」もまた自然です。人間にとって死が避けられないように、老いもまた避けることができません。

これに対し、『ライフスパン』では、老い（老化）は病気だと言っているのです。病気であれば治療ができる。だから若返りは可能であるという考え方です。

老いや死が自然であると言っていた養老先生が、「老いは病気」だと言うのは、宗旨替えともいえる発言です。それで私は驚いたのです。

養老先生の本音が聞きたい

白内障の手術を受けたのも、私にしても驚きでした。確かに私も手術を勧めた1人ですが、ピロリ菌の除菌や、大腸ポリープを放置されたくらいですから、白内障の手術もやらないかもしれないと思ったからです。

養老先生は臓器移植に反対する立場を表明しています。白内障の手術は他人の臓器ではなく人工のレンズですが、臓器移植に近いイメージがあります。そんな自身の身体をサイボーグ化するようなことを養老先生が望むだろうかと思っていたのです。

もちろん、私も医師ですから「手術を拒否してください」とは言えません。それでも、最初の受診時に逡巡したように、少しは悩む姿勢を感じさせてほしかったと思っていたのです。

ところが、養老先生は白内障手術をスンナリと受け入れ、手術後はよく見えるようになったと喜んでいるのです。

養老先生の白内障は、老化が原因ですから自然に属するものです。まったく見えないわけでないので、その老化を受けて入れてもよいと思うのですが、そうした様子はまったくありませんでした。

逆に、白内障は老いではなく病気だと考えれば、治療して治すことに躊躇することもありません。以前の養老先生を知っている私にとっては、180度考え方を変えたように思われたのです。

養老先生の真意が聞きたくて、用意した場が本書第5章の養老先生と私、そしてヤマザキマリさんとの鼎談です。

私だけが相手だと、養老先生は本音で話していただけないのではないかと思い、ヤマザキさんにも参加してもらうことにしました。

ヤマザキさんは養老先生と同じ虫好き（養老先生は昆虫の標本集め、ヤマザキさんは生きた昆虫を飼っているという違いはある）で、何度か対談もされています。ヤマザキさんがいたほうが話を引き出しやすいのではないかと思ったからです。

結論から言うと、この鼎談では養老先生の本音はよくわかりませんでした。現代の医療システムについて批判したものの、その自分が医療の中に入る（病院に行く）ことに対しては、あまり深く語らなかったように思います。

死を意識すると人生観が変わる

私が養老先生の考え方が変わったのかどうかにこだわるのは、難病と向き合うと、人生観が一変してしまうことがあるからです。

例えば、がんが進行して治療の見込みがないとわかると、残りの人生を悔いなく生きようとする人が多いのです。

もちろん、そこに至るには「死を受け入れる」までの葛藤があるのですが、死を受け入れる、あるいは覚悟を決めると、人は残りの1日1日を大切に生きようとするのです。

死が避けられない進行がんだけではありません。治癒できる早期がんでも、生き方が変わってしまう人もいます。

かつて東大病院で私の部下だった加藤大基君もその1人です（現在は川崎幸病院放射線治療センターに勤務）。加藤君と私は共著で『東大のがん治療医が癌になってああ無情の勤務医』という本を出版しています。

本のタイトルからわかるように、加藤君は2006年に肺がんが見つかりました。まだ34歳でした。幸い早期発見で手術ができ、また転移性のがんではなかったのですが、がんを経験したことで死生観が大きく変わったのです。

がんの治療後に、加藤君は医者をやめると言って、本当にやめてしまいました。彼は歴史が好きでした。人はいつ死ぬかわからないから、これからは歴史の勉強だけをして生きていきたいと言っていました。

ところが、手術から3年、5年と時間が経過して、再発の可能性が少なくなってくると、また医者に復帰したのです。「5年生存率」という言葉がありますが、一般に、がんは5年たって再発がなければ治癒したとみなされます。

その後、加藤君は結婚して、住宅ローンを組んで、子どももできてと、ある意味、普通の幸せな人生を歩んでいます。


私たちは普段、死というものを意識せずに生活しています。先ほど述べたように、大脳にとって最も忌避すべきものが死だからです。

とはいえ、死は誰にでも訪れるものですし、いつやってくるのかもわかりません。養老先生が発症した心筋梗塞は突然死の原因の1つですし、健康な人でも交通事故に巻き込まれて突然死んでしまうこともあります。死はまさに自然です。

そこで死（自然）を忘れるため、人類は大脳を発達させて反自然（都市）を作り上げたのです。

病気は自然ですから、病気は死と向き合うよいきっかけになります。加藤大基君も自分はずっと生きるつもりでいたのに、肺がんになって死がいつか自分にもやってくることを強く意識したのでしょう。

同じことを養老先生も考えたはずだと思うのです。それまで医療と距離を置いていた養老先生も、医療によって命が救われた経験をしたことで、何かが変わったのではないか。それが「老いは病気である」という考え方を肯定させたのではないかと思っていました。

加藤大基君は病気をきっかけに死生観が変わったけれども、時間がたつとまたかつての日常に戻ってきました。

人間というものはそういうものだと思います。死を意識した生活を人間はそんなに長く続けられるものではありません。だから加藤君も以前の生活に戻り、医者の仕事を再開するようになったのでしょう。

養老先生は何も変わらなかったというようなことを言っていますが、戻ってくる時間が普通の人より早かっただけで、入院中は「医療もよいものだ」と考えていたのではないでしょうか。

それが退院して以前の日常が始まると、また養老先生流のケセラセラ（なるようになる）な生き方に戻ったのではないか。私はそう考えています。

画一的な医療システムへの批判

養老先生は、現代医療の立場からいえば「わがままな患者」です。普通の患者であれば、ピロリ菌の除菌を勧められれば受け入れるでしょうし、大腸ポリープも切除したと思います。

養老先生らしいといえば養老先生らしいのですが、病院という医療システムから見れば、めんどうくさい患者です。

それでも、ＩＣＵから一般病棟に移り、元気になってからも、文句も言わずおとなしくしていました。

本人も述べているように、いったん医療システムに巻き込まれてしまったら、システムに合わせるしかないと思っていたのでしょう。

ただ今回、養老先生の治療に携わったことで、先生が言うところの「医療システムの問題」について、私なりに考えさせられました。

現代の医療はガイドライン（診療ガイドライン）というものに縛られています。ガイドラインとは「エヴィデンス（証拠）などに基づいて最適と思われる治療法を提示する文書」のことです。あらゆる診療科にガイドラインがあり、それにしたがって診療が行われます。

ガイドラインができる以前の診療は、いわば医師の経験によるものです。極端にいえば、医師によって診療のやり方が真逆でもいいわけです。

これに対して、ガイドラインによる診療は、基本的にどの医師にも同じ診療が求められます。

そのおかげで、患者を見下すような医師の権威主義がなくなったともいえますが、逆に診療が画一的になってしまいました。

この画一的な医療システムが、養老先生は気にいらないのでしょう。解剖した人体を見ると1人ひとり違うように、患者さんの身体も1人ひとり違います。それを1つのガイドラインで診療するのが現代の医療です。

身体だけではありません。考え方や心も1人ひとり違います。本来であれば、養老先生のような医学知識のある人と、そうでない人では医者の接し方も変わってこなければいけません。でも今は一緒です。

医療現場にいると、なかなかそういうことを考える余裕がありませんが、今回、養老先生の診療に携わって、こうしたことも考えさせられました。

第3章

養老先生の病院嫌いの本当の理由

なぜ「医療」と距離をとるのか？

養老孟司

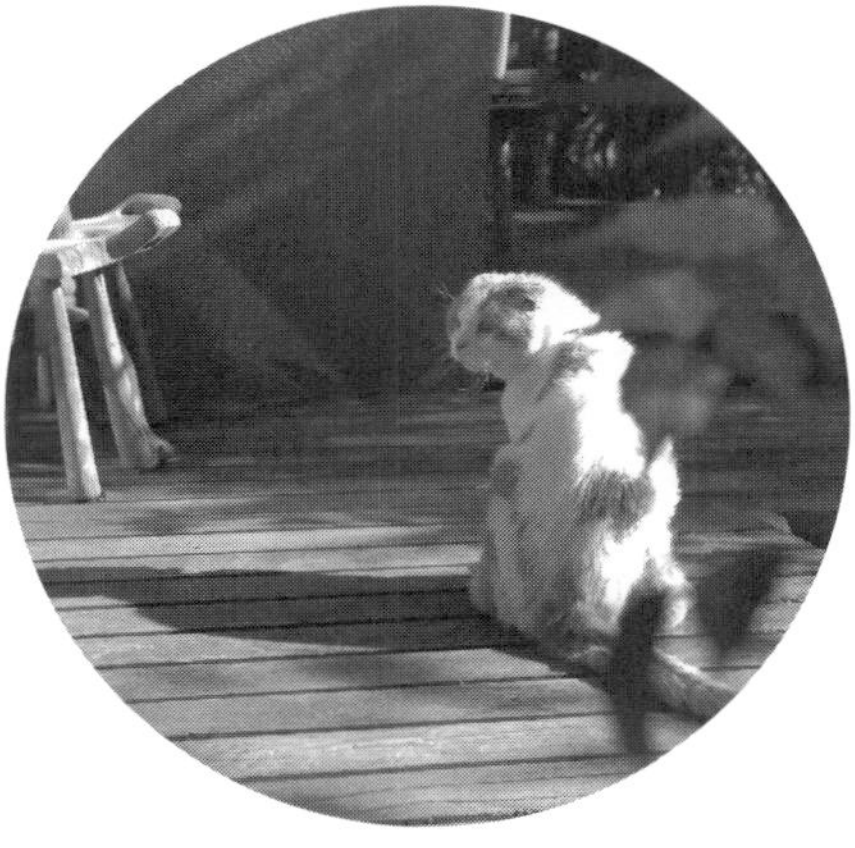

医学は1970年代から変わってきた

東大病院を受診したのは26年ぶりでした。第1章で述べたように、2020年6月24日に受診したのですが、そのときに出した診察券が古すぎて使えないといわれ、作り直さなければなりませんでした。

前回の受診は57歳、まだ東大の解剖学教室で教えていた頃です。その当時、ものすごいストレスを抱えていたのだと思います。

体調がすごく悪かったので、レントゲン写真を撮ったら、肺に影がありました。タバコを吸っていますから、肺がんかもしれないと思いました。

そのとき、ずっと考えたんです。こんなストレスばかりかかる生活を続けていてはしょうがないから、別のことをしようかと考え始めました。

その後、CTを撮って詳しく調べたら肺の影はがんではないことがわかりました。でもがんでなかったのはたまたまです。今は何でもないとしても、また何があるかわかりません。

それでふんぎりがついて、東大をやめることにしたのです。そのときは、残りの人生は虫捕りだけをして過ごそうと考えていました。

ストレスの原因というのはいろいろあったと思いますが、その1つが医学の変化でした。1970年代から医学も生物学もガラッと変わってきました。

分子細胞生物学のような新しい学問が生まれて、解剖学のような古い学問の立ち位置が危うくなってきたのです。

当時、東大には解剖学の講座が3つありました。それを1つにすることになったのです。3つを1つにすることで、教師も学生も人数が3倍になりますから、いろんなことができるようになります。そこに分子細胞生物学も入ってきたのです。

学問というのは論文の数とか、論文から引用された数で評価されます。しかし古い学問というのは新しい論文が発表されにくくなっていきます。

その結果、解剖学教室に分子細胞生物学の研究者が入ってくるようになってきたのです。

古い学問といっても、医学教育には解剖学が必要なので、分子細胞生物学の研究者が解剖実習を担当するようになってきたわけです。

それで、解剖学教室を分子細胞生物学教室に変えたほうがよいのではないかということも言われ始めました。

お金にならない学問も必要

ハーバード大学に、エドワード・オズボーン・ウィルソンというアリの研究をしていた学者がいたのですが、その研究室に入ってきたのが、フランシス・クリックとジェームズ・ワトソン（ＤＮＡの分子構造を発見し、１９６２年にノーベル生理学・医学賞を受賞）です。

クリックとワトソンは典型的な分子細胞生物学者です。ウィルソンのアリの研究というのは分類学ですが、これは分子細胞生物学と解剖学の関係に近いといえます。

そのときウィルソンはどうしたかというと、博物館に移ったのです。ハーバード大学は比較解剖学教室というのを持っているのです。アメリカはそういった余裕があるんですね。

今はお金にならない学問には予算がつかなくなってきていますが、学問というのは必ずしもそういうものではありません。

お金にならなくても伝統的に積み上げていかなければならないものです。解剖学はその典型です。

解剖学の中に比較解剖学（生物の器官の形態や構造を比較し系統上の類縁関係について研究する学問）という分野があるのですが、日本ではなかなかできません。当時、ブラジルの大学で比較解剖学の人員を募集していたので、応募してみようと思ったこともありました。

パリのル・ジャルダン・デ・プラント（パリ植物園　Le Jardin des Plantes de Paris）の中に、自然史博物館がありますが、そこの大きな部屋に脊椎動物の骨がありました。どういうことかというと、ルイ王朝時代からずっと、王様が蒐集させていたんですね。ロンドンのナチュラル・ヒストリー・ミュージアム（自然史博物館 Museum of Natural History）なんかも同じです。

東大も解剖学は博物館に移すべきだったのです。私は今もそう思っています。しかし大学は学部中心の組織なので、学部の外に博物館を作るとなると、そこにスタッフを配置するのがめんどうです。結局、それは実現しませんでした。

その頃、体調を崩して肺に影が見つかったわけです。今になって振り返ると、当時抱えていたストレスはこんなことだったのだと思います。

第1章で述べた1970年代の医療の変化に巻き込まれてしまったというわけです。それがきっかけで、定年を前に大学をやめることにしました。いつ死ぬかわからないですから、好きなことをしようと思ったんでしょう。

自分の死は自分の問題ではない

ただ、自分の死に方はコントロールできませんから、その後は肺の検査をしないできました。

体調が悪くなれば、また身体の声が聞こえてくるだろうし、それががんで手遅れならば仕方ないと素直に諦めます。今回、病院に行ったのも身体の声が聞こえたからですし、たまたま死なずにすんだということでしょう。

死なずにすんだのは医療のおかげですが、それがきっかけで病院が好きになったとか、医療についての考え方を変えたということはないですね。

そもそも死というのは、自分の問題ではありません。よく死を自分の問題と錯覚している人が多いのですが、自分は死んでしまうのだから、問題になりようがありません。死ぬ時はどうにもならないのですから、それをわざわざ考えて不安になる必要はないのです。

最近は脳死という考え方もあるので、死の定義が難しいのですが、死体として考えるとわかりやすいと思います。

解剖学をやっていたので、かつて死について考えようとしたとき、「死体」についてよく考えてみました。死体は物ですから、客観的な存在としてみることができそうです。それに対して、「死」はあいまいで抽象的な概念です。

そこでわかったのが、客観的な「死体」なるものが存在しているのではないということです。

死体には一人称の死体、二人称の死体、三人称の死体の3種類があります。まず一人称の死体は「ない死体」です。言葉としては存在していますが、自分の死体を自分が見ることはできません。客観的な自分の死体というものは存在しないのです。

次が二人称の死体です。つまり、家族や親族、友人の死体、物として見ることのできない、「死体でない死体」です。いわゆる悲しみなどの感情を伴って見つめる「死」は、この二人称の死です。自分の好きな有名人が亡くなったときに、悲しみを感じるのも二人称の死だからです。

三人称の死体とは、アカの他人の死体。「死体である死体」です。大災害や戦争の後には、そこらじゅうが死体だらけになります。それでもそのへんを歩いている人は、意外に平気だったりします。これはそこにあるのが三人称の死体だからにほかなりません。

情報として知らされる死は、三人称の死です。テレビなどで毎日報道される「コロナによる死亡者数」や、交番の前に表示される「昨日の交通事故死者2名」などというのも三人称の死です。後者はアカの他人が2人亡くなりましたということを伝えていることになります。

死んだのは老人かもしれないし、働き盛りのサラリーマンだったかもしれません。それぞれに事情があり、遺族がいる1人ひとりの人間です。三人称の死ではそれが数字に置き換えられてしまいます。

私たちにとって問題となる死は二人称です。「死ぬ前に準備をする」とか、そんなことを考えても無駄です。死ぬ前に自分の墓をどうしようかと考えても、死んでから自分の墓は見られません。だから私の墓は家族が勝手に決めてよいのです。

私が心筋梗塞で死んでいたら、家族に迷惑がかかったでしょう。逆に家族に何かあったときは私が見送ります。そこはお互い様なので、委ねることが大事なのです。これは人間関係の基本だと思っています。

ペットの医療に本人の意思はあるか？

つい最近、二人称の死を経験することになりました。2020年12月、うちの猫、まるが亡くなったのです。その1年くらい前から、まるはよく鳴くようになり、1日のほとんどを寝てばかり過ごすようになりました。

２０２０年11月13日には、いつものように家の周りの散歩に出かけたと思ったら、いつまでたっても戻ってきません。

林の中を探したら、動かないでじっとしていたので、ちょっと嫌がったけど連れて帰りました。

後になって、あのときまるを連れて帰ったのが本当によかったのかどうか反省しています。でも連れて帰ってしまったので、しょうがありません。苦しんでいるのですから、動物病院に連れていくことにしました。

今の動物病院の設備は人間の病院とほとんど変わりません。レントゲンも撮れますし、血液検査もできます。

まるを連れて行っている動物病院には、大学の獣医学部の先生が来ているくらいなので、獣医さんも最新の医療知識を持っています。医療システムに取り込まれてしまうのは人間と同じです。

人間なら病院に連れて行くか、あるいは治療はどうするのか、本人の意思を尊重しなければなりません。

猫の意思を聞くことはできませんから、結局は私たちのわがままなんですね。ここにも典型的な医療の問題があるわけです。

人間だとインフォームド・コンセント（説明を受け納得したうえでの同意）とか、どういう医療を受けるか本人が選ぶシステムが若干ありますが、猫にはそれができません。どう考えてよいのかわかりませんが、私の場合と同じです。いったん医療に巻き込まれたなら、後はまかせるしかありません。

最近は入院して動物病院で亡くなる猫もいると聞きますが、それはあまりしたくありません。猫は死に場所を自分で選ぶといいますから。

先代の猫のチロも18歳で亡くなりましたが、亡くなる直前、ほとんど足が利かないのに、前足だけで這って外に出たがりました。

元旦の寒い日で雪が降っていましたが、それでも出たがるので、外に段ボールの箱を置いて、その中にタオルを敷いてあげました。チロはそこまで這っていって、箱の中に入り、ご臨終でした。

だから、まるも入院させて病院で死なせるよりは、自宅で看取ってあげたいと覚悟はしていました。

まるの病気は拘束型心筋症、いわゆる慢性の心不全です。毎日、心臓の薬を飲ませなければならないので、エサに混ぜて飲ませることにしました。

でも2~3日たつと、今度はエサを食べなくなってしまいました。まるはわかっているんです。「このエサはまずい!」と。

そうかといって、「薬を飲まなきゃダメだ!」と説得もできません。これは病気のペットを飼っている人に共通する悩みではないでしょうか。

大好きなマヨネーズに混ぜて飲ませてみようかとも思いましたが、マヨネーズが嫌いになるとかわいそうだから、それはしませんでした。

まるの治療で1番効果があるのは注射です。注射をすると元気になるんです。猫は痛覚が鈍いのか、注射はほとんど痛がりません。ステロイド剤(副腎皮質ホルモン剤。炎症を鎮めたり、免疫力を抑制する優れた作用がある)を半月に1回注射していました。

大変なのは胸水を抜かなければならないことでした。人間と同じで、心臓の働きが弱くなってくると、胸に水がたまるのです。

胸水は2日に1回、動物病院に連れて行って抜きました。ただ頻繁に水を抜くと、体力を消耗するので、それはそれで心配です。かといって、水を抜かないと苦しそうにするので、抜かないわけにはいきません。

そのうち腹水もたまってきたので、これも抜きました。腹水は腎機能の低下が原因かもしれませんが、がん性腹膜炎の可能性もあります。

そこで腹水の細胞診も行いました。人間も同じですが、がん性腹膜炎を起こすと腹水がたまります。しかし細胞診の結果、がんではありませんでした。

まるの闘病中にインタビューを受け、私にとってまるは二人称の存在か？　と問われたことがあります。

それは正直いって1番難しい問題です。私はそれがわからなかったから、臨床医になれなかったのだと思っています。自分が臨床医になったとすると、患者さんに死なれるのが嫌なんです。それはなぜなのか、よく考えてみると、患者さんというのは二人称なのか三人称なのかよくわかりません。

中川さんは臨床医を何年もやっていると、その距離のとり方がうまくできるようになると言っていましたが、私の場合、自分の中でうまく距離をとることができなかったように思います。家族ではないのだから親身になりすぎてもいけませんし、アカの他人と言うわけにもいきません。

私はそこからずっと逃げてきたようなものですが、今回のまるの闘病によって、その問題に再び向き合わざるをえなくなったわけです。

胸水を抜くために、1日おきに病院に連れていっているという話を中川さんにしたら、「養老先生は自分が医療に関わるのは慎重ですが、まるにはずいぶん手厚くやっているように見えますが?」と問われました。

それは仕方ありません。飼い主として見過ごすわけにはいきませんから。そういう意味では、まるも二人称の存在です。

さよなら、まる

治療を始めてからのまるは、ほとんど動くことができなくなってしまいました。動きが鈍くて、走り回ることもなかったので、もともと心臓の悪い猫だったのかもしれません。

２０２０年12月21日の午前11時、目をちょっと離したすきに、まるは眠るように息を引き取っていました。

まるは享年18歳（人間の年齢に換算すると90歳に相当）でした。先代の猫も享年18歳、２匹とも長生きした猫だと思います。

実際は18歳でしたが、誰かから年齢を聞かれたときは、19歳だと答えていました。19歳まで生きてほしかったのでしょう。

覚悟はしていましたが、死はいつか必ずやってきます。残された者は、見送ってあげなければなりません。

まるの遺体の火葬を済ませ、居間にお骨をしばらく置くことにしました。お骨になったまるが、私たち家族を見ているようでした。

亡くなったとわかっても、まるが生きていた頃の感覚はすぐには抜けません。生前は、まるの邪魔をしないように、音をたてないで縁側のそばを歩くようにしていましたが、ついついそうしてしまいます。

まるのために、もうそんなことをする必要がないことに気付いて、その瞬間に寂しさを感じるのです。

まるの訃報はニュースとして配信（共同通信が2020年12月22日に配信）されたので、いろんな人から弔電も届きました。

日本では犬や猫が2000万匹くらい飼われていると聞きます。それだけの飼い主がいるから、まるの死もニュースになるのでしょう。

猫なんて役に立つことはほとんどなくて、迷惑をかけるだけの存在です。でも、多くの人が迷惑をかけるだけの存在を必要としているのです。私もその1人でしたから、よくわかります。

まるは動かないし、ネズミを捕ったこともありません。食べ物以外に興味はなく、朝起こしに来るのもお腹がすくからです。何かこちらに働きかけをしてくるということもないので、常にこちらが気にかける方になっていました。「まるはどうしているのか？」と気にするのはいつもこっち。でもだからこそ、「生きているだけでいいんだよ」と思えるのです。

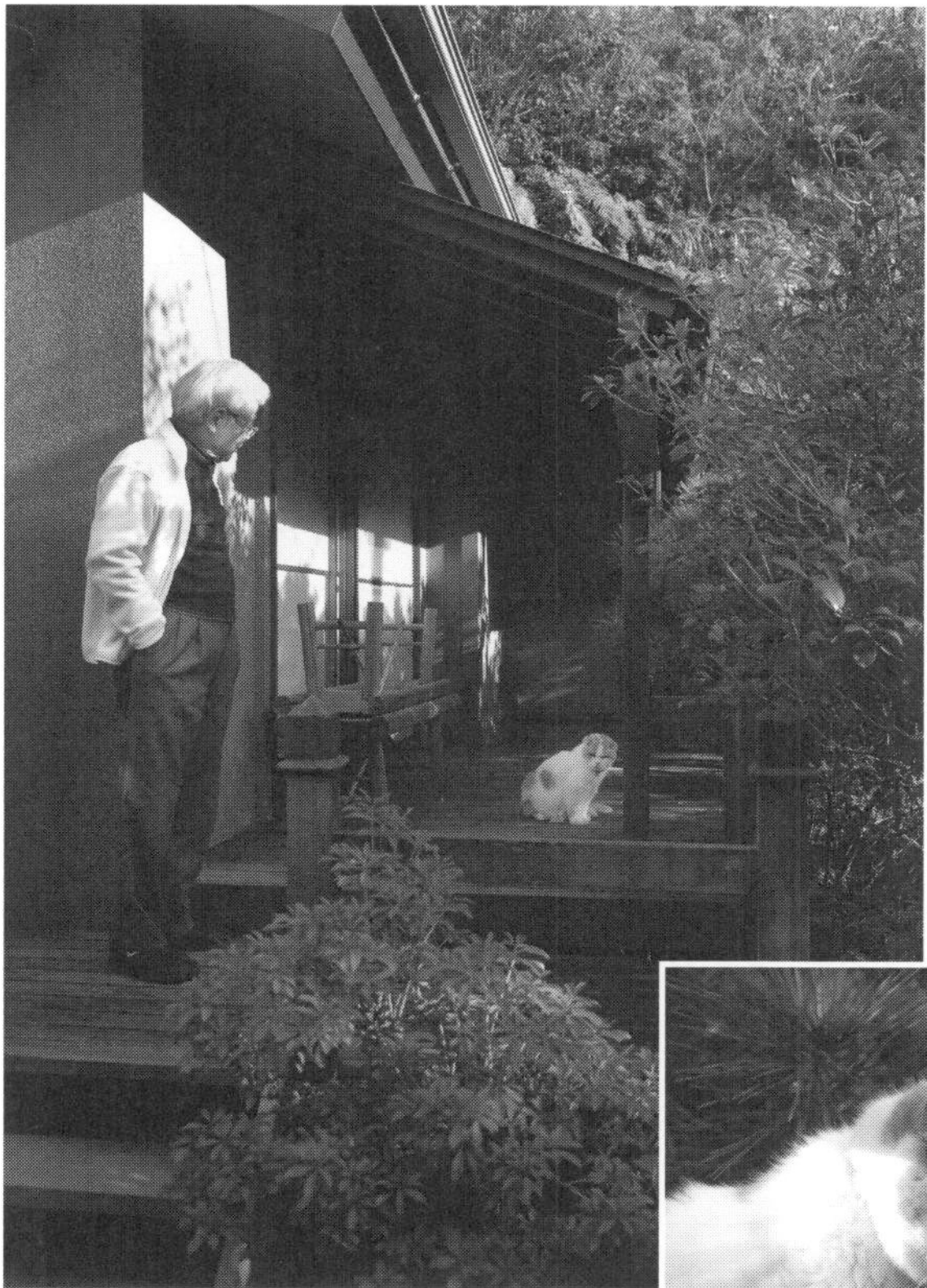

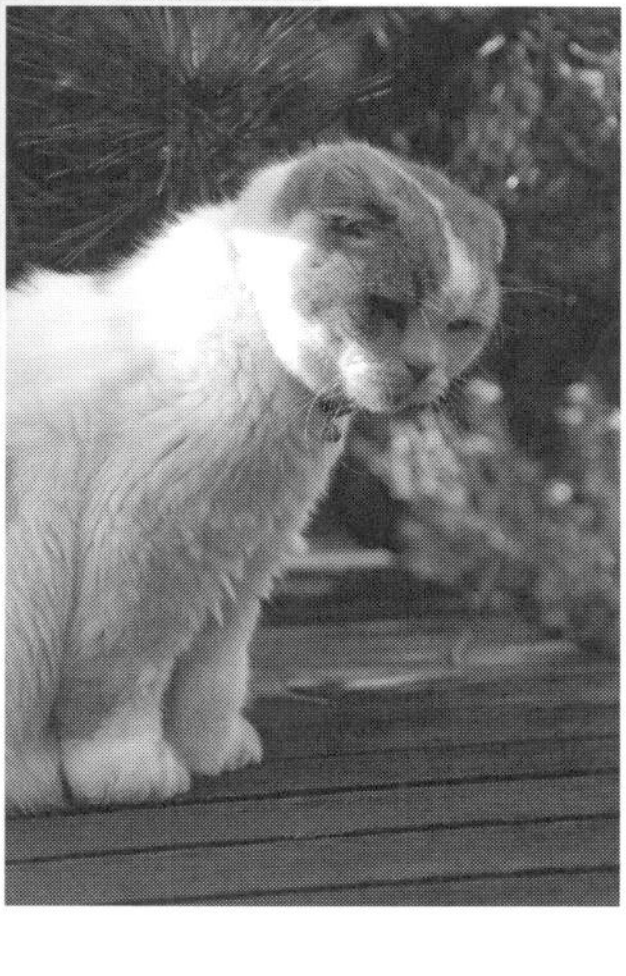

亡くなる2週間ほど前のまると、それをやさしく見守る養老先生。まるは動くのが辛そうだったが、外の空気を吸いたいのか、ゆっくりと外に出て行った（2020年12月6日撮影）

猫を飼っている人が多いのは、役に立つか儲かるかといった存在ばかりが重視される社会で、実際の人間関係の辛さの裏返しではないかと思います。

老化を止めれば経済的な負担が減る

人がいつか死ぬように、猫もいつかは死ぬ。この世界の中で唯一確実なことは、生き物は全員100%死ぬということです。

特に近年は、新型コロナがあったり、自然災害が多くなったり、何が起こるかわからない時代です。いつ死ぬか本当にわからない時代になりました。

ともすると暗い話題ばかりになりがちですが、何か明るい話題はないのかと思っていたときに読んだのが『ライフスパン』という翻訳本でした。

内容を端的にまとめると、老化は防げるという結論です。簡単な薬を飲むだけで若返りは可能で、寿命はどこまで延ばせるかわからないというのです。まだ実験段階ではあるものの、ハーバード大学の教授で、老化の研究者である著者のシンクレアはいたってまじめに取り組んでいます。

この本を読んでいたのが、白内障の手術で入院していた頃で、中川さんにも感想を伝えたと思います。

ただ中川さんは、私の感想を誤解していたようで、これまで医療と距離をとってきた私が、医療を肯定的にとらえるようになったと思ったようです。

『ライフスパン』によれば、老化は病気で、だから治療して若返させることが可能だという理屈です。

私は心筋梗塞で入院しましたが、これは血管の老化による病気です。再発する可能性もありますし、同じ血管の病気である脳卒中を起こす可能性も高いのです。

もちろん、具合が悪くなればまた病院に行くことになるのでしょう。しかし、そのつど治療するのは大変です。

またそういう病気の予防と称して、糖尿病やコレステロールの薬を飲まされていますが、薬を飲んで予防するのも正直、面倒くさい。それなら、いっそのこと老化を止めて、若返りしてしまったほうが簡単です。

私自身が歳をとりたくないとか、自分が今から若返ろうとは思っていませんし、私が生きているうちに実用化できるかもわかりません。しかし、これからの社会にとって、若返りの技術は必要ではないかと思うのです。

現在、高齢者の医療は、ものすごい社会負担になっていますが、若返りができれば医療費を減らせます。お医者さんも負担が減って助かります。

今のままだと認知症も増えるでしょうし、介護も1人ひとりが老人の面倒を見ていたら、経済が悪化します。老化を止める技術は、経済の面から見ても画期的な技術になる可能性があります。

iPS細胞で若返り研究を

もっとも日本では、老いて死ぬのは自然であり、それを止めるようなことをしていいのか、神をも畏れぬ仕業ではないか、という反論が出てきそうです。

こうした考えは日本に限らず世界中にあって、著者のシンクレアも、そのための研究費を貰おうとして、その種の反論にあったと、少し怒りをこめて本の中に書いています。

シンクレアはオーストラリア生まれで、現在はアメリカ在住です。古い歴史がない社会に比べて、日本は古い社会ですから、この種の反論は日本のほうが圧倒的に多いと思います。

これには文化の違いを感じざるをえません。古い歴史がない社会では、不老不死の研究を科学者がおおまじめに取り組んでいるのです。臓器移植が南アフリカで始まったのも古い歴史のない社会だったからです。

ところが、1968年に行われた日本初の心臓移植は刑事告発されて批判を浴び、1997年に脳死臓器移植法が成立するまで、日本の脳死臓器移植は30年近くもストップしてしまいました。

ノーベル賞を受賞した山中伸弥教授のiPS細胞も、今取り組んでいるのは臨床応用のレベルです。老化そのものを止めて、みんな若返ろうというところまでは行きません。

せっかく山中先生のような優れた業績が日本で生まれたのだから、この分野にどんどん人やお金をつぎ込んでいくべきです。結果的に、ダメだとわかっても、箱モノを作ることに比べたら、大した損害にはなりません。

新しい科学技術が登場するとネガティブな意見が飛び交うものですが、ここは明るい未来を目指して、一致団結してはいかがかと思うのですが、みなさんはどう考えますか。

こんなことを言うのは、私がかつてやっていた仕事が老化の問題と無縁ではないからです。

山中先生と一緒にノーベル賞を受賞したイギリスのガードンは、カエルの小腸の細胞核をカエルの卵に移植して、おたまじゃくしを作りました。

これがクローン動物の始まりですが、ガードンのこの論文が出たのは、私が大学院生のときでした。

当時、この論文に感動した記憶があります。私は解剖学をやっていたので、クローンの個体がたくさん欲しかったのです。

解剖学的な構造がすべて遺伝子で決まるのであれば、クローンの解剖学的な構造もすべて同じになるはずです。そうならない部分があれば、それはエピジェネティック（DNA塩基配列の変化とは独立した機構）といって、遺伝子では直接決まらない部分です。

エピジェネティックな部分が身体のどこにどれだけあるのかは、クローンがあれば知ることができるはずです。

しかし、当時の東大解剖学教室ではクローン作りはできなかったので、頭の中で考えただけで終わってしまいました。このことは、私の中でずっと引っかかっていることの1つです。

新しい科学技術に関する興味は、今も変わりません。自分の身体で知りたいことがあればやってみる。白内障の手術もそうです。おかげでメガネなしで本が読めるようになり、本を読むのがとっても楽になりました。自分で体験してみないと、よかったかどうかはわかりません。

新型コロナのワクチンも、打てるようになったら、すぐにでも打ってみたいと思っています。

私は高齢者で、基礎疾患（糖尿病）もありますから、かなり優先的に打てるのではないでしょうか。そうしたら、進んで実験動物になります。

コロナのワクチンについても、副反応が心配だとか、ネガティブな意見がありますが、どうなるかは打ってみないとわかりません。

人口減少は悪いことばかりではない

それよりコロナで心配なのは、人と人の関係がずいぶん変わってきたことです。何しろ人と人がなかなか出会えなくなってしまいました。

読売新聞の「第4回　生命（いのち）を見つめるフォト&エッセー」のエッセー部門の審査員をやりましたが、お医者さんに感謝する内容がとても多いんです。例えば、お医者さんに生まれて初めて親切にされてとてもうれしかった、みたいなエッセーを読んでいると、だんだん心配になってきます。

親切にしてくれるのはお医者さんだけで、世の中というのはよっぽど不親切な人ばっかりではないかという感じがしてくるからです。

コロナ以前から、人間関係が希薄になってきていることは確かでしょう。それは人口が増えすぎたことも理由の1つです。

私はオーストラリアに留学したことがありますが、当時のオーストラリアの人口は現在の約3分の1の、８００万人くらいでした。そこでは人間の価値が大きいと感じました。

それから35年たって、再びオーストラリアに行きましたが、ホテルの売店みたいなところが夕方5時になるとピタッと閉まってしまいます。

35年前はそうではありませんでした。そのときは、5時ギリギリに入ったら、店番のおやじさんが、ずーっと時間を延長してつきあってくれたんです。それができるのは人が少ないからです。

人が少ないときの人間関係と、今の東京のような人口が多いところの人間関係はまったく違ったものになってしまうのです。

これを私は「都市化」と呼んでいるのですが、これから都市化の弊害のようなものがもっと出てくると思います。

もっとも都市化を経験した国では、人口が減少に転じています。都市化の弊害を無意識でわかっているのではないでしょうか。

日本もこれから人口が減っていくことになりますが、人と人とのつながりという観点で考えると、決して悪いことではないと思うのです。

第4章

養老先生から学んだ医療の限界と可能性

なぜ病院に行くべきなのか？

中川恵一

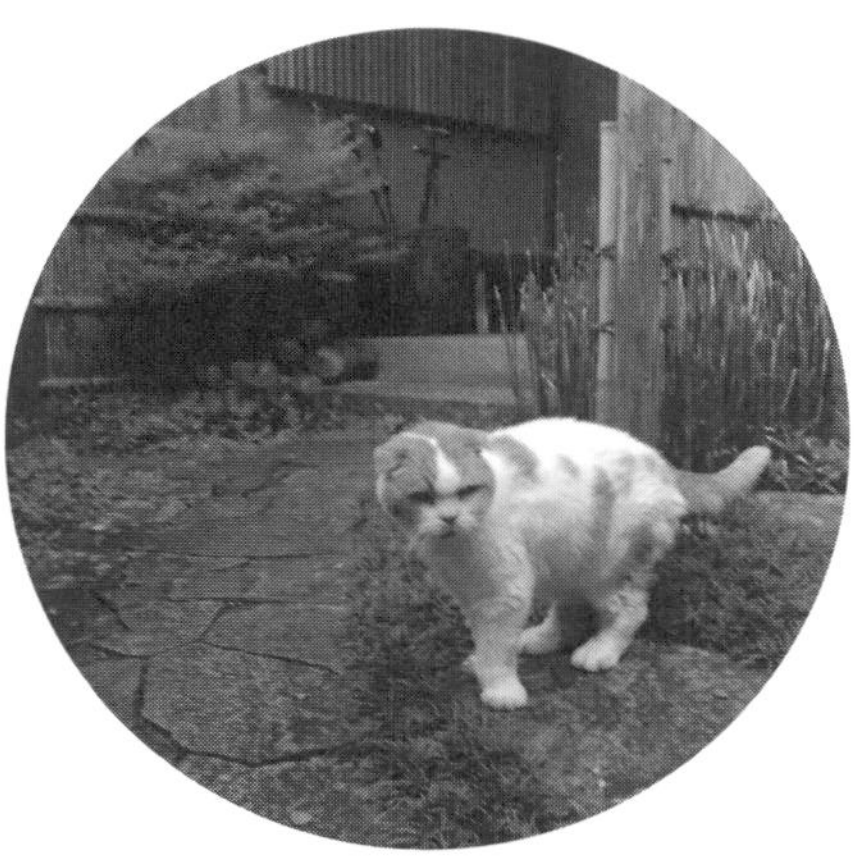

養老先生、26年前の肺の検査

養老先生の「病院嫌い」はよく知られていますし、自分の本にも書いています。一方、私はがんの専門医として、がん検診を受けることを自分の本でも推奨していますが、第1章で本人が述べているように、これまで養老先生は、がん検診を受けたことがないと言っています。

ところが養老先生は1度だけ、肺がんが疑われて、東大病院で肺の検査を受けたことがあるのです。

検査を受けたのは1994年、養老先生が57歳のときでした。今回、心筋梗塞で東大を受診するのはそれ以来だと言うことです。

また第3章で述べられているように、養老先生はこの検査がきっかけで東大をやめる決心をしたと言っています。

肺がんが疑われて検査を受けた話は、先生の著書にも何度か書かれていますが、東大をやめたきっかけが肺の検査だったというのは、今回のヤマザキマリさんとの鼎談で初めて聞きました（第5章参照）。

検査の結果、肺がんの疑いは晴れたのですから、なぜ大学をやめなくてはいけなかったのか。そんなことを考えているとき、当時の養老先生のレントゲン写真とＣＴ画像が見つかりました（111ページに掲載）。

確かに今のわれわれが見ても、ちょっと心配な影ではあります。いわゆる肉芽腫と呼ばれる炎症が疑われますが、今回の検査では影は完全に消えています。

しかし第2章で述べたように、今回の養老先生の肺の検査では軽度の肺気腫が見つかっています。先生は喫煙者ですから、肺疾患のリスクはあります。でも肺がんにはなっていませんし、肺気腫も軽度だったのは、やはり強運を持っているのでしょう。

大学をやめる経緯については、第3章でご本人が詳しく述べていますが、当時は今と比べて肺がんの死亡率も高かったので、命があるうちに好きなことをしたいという気持ちも分からないではありません。このときに受けた医療が、養老先生の人生において大きな決断をするきっかけになったことは事実でしょう。

しかしその後、26年ほどまったく検査を受けなかったのだから、基本的には医療と距離をとりたい人なのだと思います。

では今回の入院はどうだったのでしょうか。手遅れになるかもしれなかった心筋梗塞の治療を経験して、さらに白内障の手術もして、目がよく見えるようになったと喜んでいることから、私はてっきり養老先生が医療に対する考え方を改めたと思っていました（実際、少しは変化はあったはずです）。

ところが、本人はそうでないと言っています。私にはまだ納得のいかないところもあるのですが、先生が書かれた章を読んで、読者1人ひとりが判断していただければと思います。

ただ、東大にいた頃にクローンを欲しがっていたとか、誰よりも早く新型コロナウイルスのワクチンを打ってみたいという話を聞くと、養老先生はやっぱり科学者の1人なんだと思いました。

それに養老先生の病院嫌いを、一般の人の病院嫌いや、医者嫌いと一緒にすることはできません。

養老先生、57歳のときの肺の画像

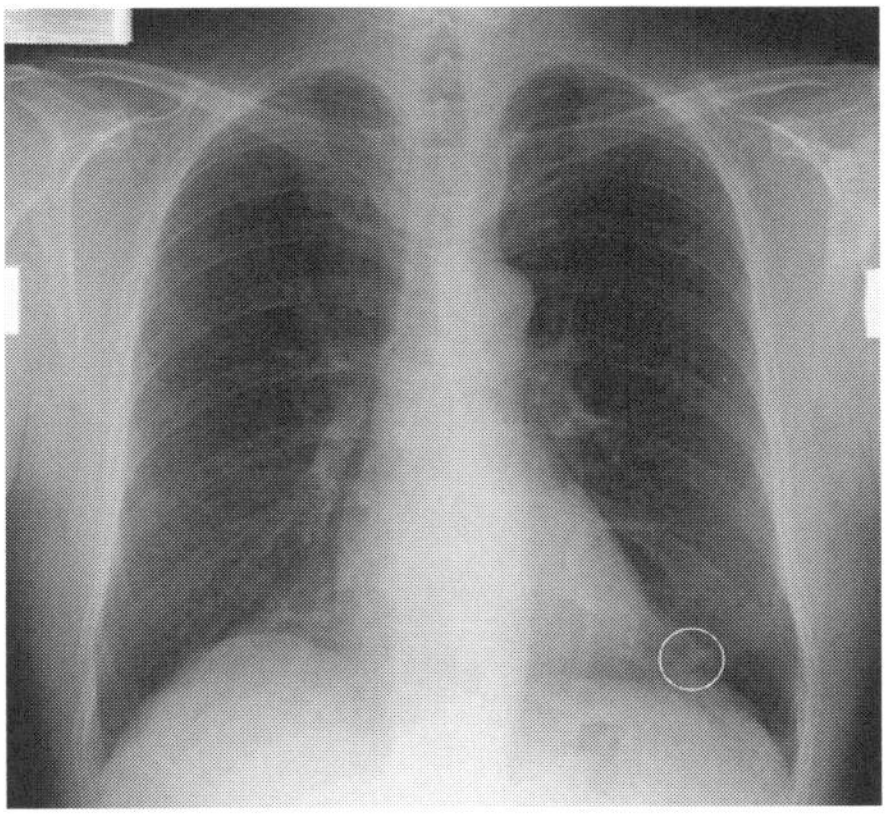

○の部分が最初に指摘されたところ。気にはなるが、明らかな肺がんとはいえない

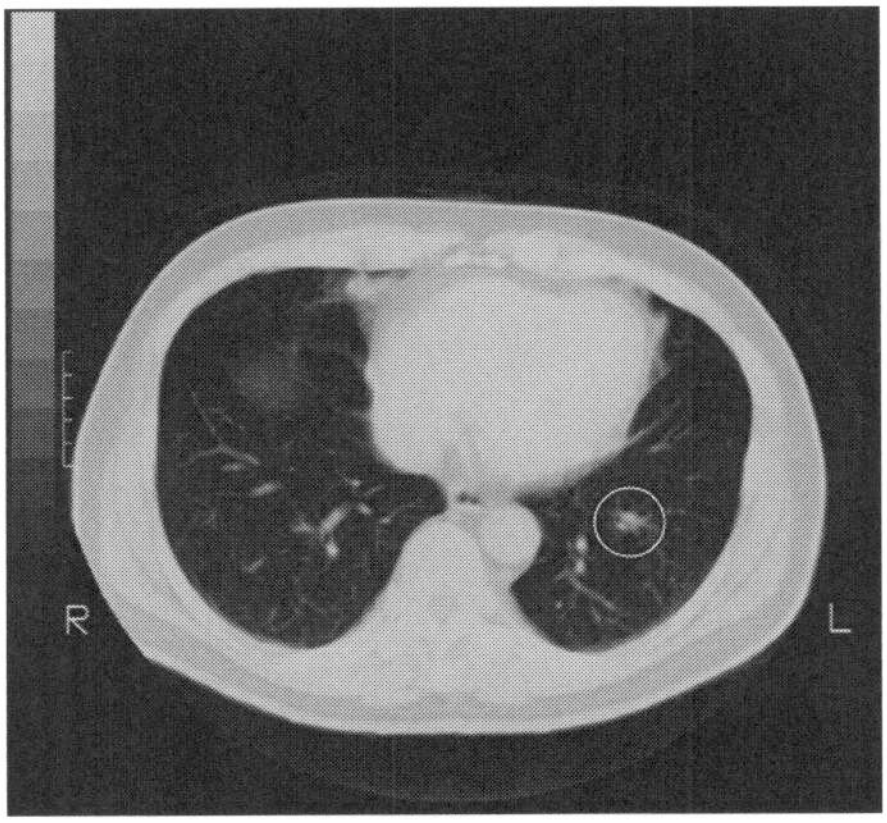

CTによる精密検査。○は古い炎症のようにも見えるが、2020年のCTでは完全に消えている

ヘルスリテラシーが低い日本人

私ががん検診を勧めるのは、早期がんであれば、多くのがんは治癒できるからです。しかし早期がんは自覚症状がありません。

逆に自覚症状が出てきてから発見されるがんの多くは進行がんです。治癒できない確率が高くなります。

日本でのがん検診の受診率は2～3割程度です。内閣府が調査した「がん検診未受診の理由」（平成28年）によると、1番多い理由は「受ける時間がないから」（30・6％）です。しかし実際のところ、半日休めば検診は受けられます。

2位は「健康状態に自信があり、必要性を感じないから」（29・2％）です。早期がんでは自覚症状がないので、早期がんがどういうものか知っていれば理由にはなりません。

3位の「必要なときはいつでも医療機関を受診できるから」（23・7％）も同様で、医療機関に行くのは症状があるときなので、これも早期がんについて知っていれば理由にはなりません。

4位の「費用がかかり経済的にも負担になるから」（15・9％）は、市区町村の住民検診が低額で受けられることを知らないから出てくる回答でしょう。

そして5位は「がんであるとわかるのが怖いから」（11・7％）です。これはほとんど意味不明です。しかしながら、体調が悪くても悪い病気が見つかるのが怖いから病院に行かないという人の話はよく聞きます。病院嫌い、医者嫌いの一定数にもこのタイプはいるのではないかと思います。

1〜5位のいずれも、医療に対する正しい知識があれば、理由にならないものばかりです。ここから読み取れるのは、日本人のヘルスリテラシー（健康や医療に関する情報を正確に理解し活用できる能力）が低いということです。ヘルスリテラシーが低い人は病気や治療の知識も少なく、がん検診や予防接種などを利用しないため、病気の症状に気づきにくく、死亡率も高くなることがわかっています。

ヘルスリテラシーの国際比較調査によると、国・地域別のヘルスリテラシーの平均点（50点満点）では、オランダが37・1点でトップ。アジアではコロナ対策でも優等生の台湾が34・4点と最も高かったのに対して、日本はミャンマーやベトナムよりはるかに低い25・3点の最下位でした。

ある程度の医療リテラシーを持っていれば、自分の体調の変化にも敏感になれるでしょう。養老先生が言う「身体の声を聞く」ことができるのです。医療リテラシーが低い人は、身体の声が聞こえません。あるいは悪い病気が見つかるかもしれないから、病院には行きたくない、といった本末転倒に陥るのでしょう。

養老先生は臨床医ではありませんが、医者（解剖学者）ですから、普通の人よりも高い医療リテラシーを持っています。ただ医療に関わることは、自分の哲学に反することでもあるので、病院に行くというだけであれほど悩むのです。第1章でご本人が書いていましたが、「医療界の変人」です。怖いから病院に行かないという人と同じように考えることはできません。

がん検診は受けたほうがよい

私は患者にあまりうるさく言うタイプの医者ではありません。しかし、本書の読者には健康診断と、がん検診だけは受けてほしいと思っています。

現在は日本人の男性3人に1人、女性2人に1人が生涯で何らかのがんにかかります。がんは遺伝子の老化に関わる病気ですから、高齢になるほどがんは増えていくことになります。

同時に若い人のがんも増えています。毎年、日本人の100万人以上が新たにがんになると言われていますが、その約3割が20～64歳の働く世代です。この年齢のがん罹患率は2000年から10年の間に約9万人増えています。

若い人のがんが増えてきた理由の1つに、健康診断や人間ドック、ほかの病気の検査などでたまたま見つかるケースが増えているからだと考えられています。

先ほども言いましたが、がんは早期発見できれば治る病気です。「5年生存率」といって、治療して5年たったらがんは治癒したとされますが、がん全体の5年生存率は68%程度。早期発見できればこの数字は95%くらいまで上がります。決して死に至る病ではありません。

市区町村で行われている住民検診には、肺がん、胃がん、大腸がん、乳がん、子宮頸がんの検診があります。このうち、大腸がん、乳がん、子宮頸がんの検診は死亡リスクを下げることが国際的な統計によって証明されています。また肺がんと胃がんも有効性があるとして推奨されています。この「5つのがん検診」に関しては、私は受けなければ損だと常々言っています。

前述したように、市区町村のがん検診は低額で受けられます。自治体によって金額は異なりますが、無料か500~1000円くらいの自己負担で済みます。

また、がん検診で見つかったがんのほうが生存率は高くなります。検診で見つかった大腸がんの5年生存率は9割以上ですが、それ以外の理由で見つかった場合は6割程度まで下がります。同じように、胃がんの生存率はそれぞれ88%と53%、乳がんでは93%と84%、子宮頸がんが94%と71%となっています。

もちろん、それ以外のがんになる可能性もあります。膵臓がんのように死亡率が高く、かつ早期発見しにくいがんもあります。

しかし、がんは生存を脅かすリスクの1つですが、すべてのリスクをゼロにすることはできません。

少なくともこの5つのがんについては、生存率を上げることがわかっているのですから、寿命を延ばしたいと思う人は受けたほうがよいのです。

見つけなくてよいがんもある

その一方で、早期発見しなくてよい、というよりも見つけないほうがよいがんが存在します。その1つが甲状腺がんです。微少ながんを含めると、高齢者のほとんどが甲状腺がんを持っていると言われています。

韓国では甲状腺がんの検診が広がり、20年間で発見数が15倍に増えました。にもかかわらず、死亡数は減っていません。もともと甲状腺がんで亡くなることは極めてまれだからです。

甲状腺がんと診断されれば、がんになったという精神的なダメージを受けることになります。また甲状腺の全摘手術を受ければ、ホルモン薬を一生飲み続けなくてはなりません。マイナス面のほうが大きいので、私は甲状腺がんの検診はしないほうがよいと言っているのです。この韓国の例は、明らかに「過剰診断」です。

同じようなことは日本でも起こっています。２０１１年の東日本大震災で原発事故が起こった福島県では、当時18歳以下だったすべての国民に甲状腺検査を行いました。その結果、２００人を超える小児甲状腺がんが見つかっています。そこから、原発事故と甲状腺がんの増加を関連づける報道も見られましたが、まったくの誤解です。

福島の県民健康調査検討委員会も、国際原子力機関や国連科学委員会などの国際機関も、「小児甲状腺がんの多発と放射線被曝との関連性は認められない」と報告しています。

甲状腺がんは若い人や子どもでも珍しくありません。もともと子どもたちが持っていた害のない甲状腺がんを、精密な検査によって発見してしまったということです。韓国と同じような過剰診断が行われたのです。

その韓国は甲状腺がんが減少に転じています。これは２０１４年頃から、韓国の科学者が甲状腺がんの過剰診断に対して警鐘を鳴らし、マスコミも大きく取り上げたことが背景にあります。その後、甲状腺がん検診の受診者数はピーク時から半減し、発見者も激減しました。

もう1つ、前立腺がんも見つけなくてよいがんです。高齢男性に多い前立腺がんの5年生存率は、ステージⅠからⅢまでが100％で、ステージⅣを含めても98・6％です。10年生存率も全体で95・7％でした。わずかな例外を除き、前立腺がんで命を落とすことはありません。

前立腺がんの検診は、血液検査のPSA値（前立腺がんに特異的な腫瘍マーカー）で調べます。

しかしこの検査の受診者1000人中、前立腺がんによる死亡を回避できるのは、たった1人。

その一方、受診者1000人中、30〜40人に治療による勃起障害や排尿障害が発生、2人が重篤な心血管障害を発生、1人が肺や下肢に重篤な血栓を発生しています。さらに1000人中0・3人が治療の合併症により死亡しています。

過剰な治療を避けるため、早期の前立腺がんに対しては「監視療法」が国際的な標準治療になっています。

具体的には、3〜6カ月ごとの直腸からの触診とPSA検査、および1〜3年ごとの前立腺生検を行い、悪化していなければ経過観察（監視）を続けます。最近は生検の代わりに、身体への負担が少ないＭＲＩ（磁気共鳴画像装置）で代用することもあります。

欧米での大規模な研究でも、監視療法による10年生存率は、手術や放射線治療と差がないことが明らかにされています。

甲状腺がんも前立腺がんも、見つけることによる不利益のほうが大きいので、私は見つけなくてよいがんと考えています。

心筋梗塞も予防できる病気

甲状腺がんや前立腺がんのように、見つけなくてもよいがんというのはごくまれです。「がんは放置してもよい」とする、ある医者の本が話題になったことがありますが、すべてのがんにあてはまるわけではありません。というより、ほとんどのがんにおいては間違った考え方です。

多くのがんは放置することで早期治療する機会を失います。放置によって、がんがあちこちに転移してしまうと、治癒が困難になります。がんで死なないためには、早期発見が大事なのです。

また、がんは生活習慣で予防できる病気でもあります。がんのリスクを下げるには、禁煙や節酒がよく知られていますが、おすすめしたいのは運動です。コロナ禍で日本国民の運動不足が懸念されていますが、運動不足はがんの発症リスクを高めます。逆に、運動は多ければ多いほどがんのリスクを減らすので、工夫して運動を心がけるようにしたいものです。

養老先生もかかった心筋梗塞も、予防できる病気の1つです。第3章で養老先生が「血管の老化」と言っていましたが、加齢とともに血管も老化していきます。医学的には動脈硬化といいますが、動脈が硬く脆くなる病気です。動脈硬化が進むと、血栓（血のかたまり）などによって血管が詰まりやすくなります。そして、養老先生のように心臓の冠動脈が詰まるのが心筋梗塞などの虚血性心疾患です。

また動脈硬化が進むと、脳の血管も詰まりやすくなります。脳の血管が詰まって起こるのが脳梗塞などの脳血管障害です。

心筋梗塞や脳梗塞は致死率の高い病気ですし、脳梗塞では命が助かっても、半身不随などの後遺症が残ることもあります。これらを引き起こす動脈硬化は、確かに血管の老化ではあるのですが、老化の進み方には個人差があります。また生活習慣によっても異なります。

動脈硬化を進める危険因子としてよく知られているのが、高血圧、糖尿病、脂質異常症（高脂血症）、肥満、喫煙などです。養老先生は糖尿病で喫煙者でしたから、動脈硬化を進める因子を少なくとも2つは持っていたことになります。

高血圧、糖尿病、脂質異常症は、健康診断を受けていればわかります。健康診断はがん検診と一緒に市区町村の住民検診で受けられます。また会社員であれば会社が加入している健保組合の健康診断が受けられます。

糖尿病と脂質異常症は、血液検査の数値でわかります。糖尿病は血糖値とヘモグロビンA1c、脂質異常症はHDLコレステロールとLDLコレステロール、中性脂肪の数値で判定します。また血圧は自宅でも測ることができます。

肥満は高血圧、糖尿病、脂質異常症の前段である、メタボリック・シンドロームのリスクを高めます。特にお腹の脂肪がつくタイプの肥満が危険といわれているので、お腹が出ないようにしたいものです。

なお、肥満や糖尿病はがんのリスクを高めることも知られています。肥満から糖尿病を発症する人も少なくありません。がんを防ぐには肥満にならないように体重をコントロールすることが大事です。

がん検診と健康診断を毎年受け、高血圧、糖尿病、脂質異常症、肥満を予防、もしくは治療すれば、寿命を延ばす確率はかなり高くなります。

コロナ禍の外出自粛でがんが増える？

感染症も予防できる病気です。コロナ禍でのマスク着用や手洗いの成果だと思いますが、2020～21年のインフルエンザの患者数は激減しています。新型コロナとインフルエンザがダブル流行するのではないかとマスコミが煽りましたが、インフルエンザはまったくといってよいほど流行しませんでした。

一方で、冬になると新型コロナは第3波を迎え、再び感染者が急増してきました。

これは新型コロナのほうがインフルエンザよりも感染力の強いウイルスだからでしょう。第3波に伴い日本政府は、地域限定であるものの、2度目の緊急事態宣言を出し、外出自粛や在宅勤務を国民に呼びかけました。

在宅勤務をすれば満員電車などでの人との接触が避けられますし、通勤時間が不要なので時間が有効活用できる、といったメリットが確かにあります。しかし在宅勤務には健康リスクを高める落とし穴もあるのです。

まずお酒とタバコの量の増加です。自宅にいれば他人の目を気にする必要はありません。しかも外出自粛で思うように外に出られません。

特に2021年の緊急事態宣言では飲食を自粛するようにと言われたので、居酒屋に行くのもはばかられます。

必然的にお酒の好きな人は飲酒量が増え、喫煙者はタバコの量が増えます。過度の飲酒や、喫煙ががんのリスクを高めるのは言うまでもありません。

またWHO（世界保健機関）はコロナ予防のために飲酒を控えるように呼びかけています。「飲みすぎれば免疫力が弱くなって、ウイルスから身を守る能力が減退する可能性がある」とまで指摘しています。

在宅勤務の長期化でストレスを抱え、飲酒量が増えている人は私のまわりにもいます。アメリカでは、在宅勤務者の3人に1人が自宅で飲酒していると答えています。

もう1つ大きな問題は、自宅で座ったままの生活を続けていると、運動不足に陥ることと、がんを含めた病気のリスクが上がる可能性があることです。

アメリカのテキサス大学MDアンダーソンがんセンターの研究が、約8000人に加速度計を装着してもらい、連続する7日間にわたって座っている時間と身体を動かしている時間を詳しく調べました。

その結果、肥満や喫煙などのリスクファクターを調整しても、長く座っている人にがん死亡率が多いことが明らかになりました。

がん死亡率が増えるメカニズムについては、まだよくわかっていませんが、長時間座り続けることで血流が悪化し、筋肉の代謝の低下や、ホルモンバランスの変化など、複数の要因が関係しているといわれています。

ちなみに、座りすぎによる健康リスクを帳消しにするには、1日に60分以上の運動が必要といわれています。

先のＭＤアンダーソンがんセンターの研究では、座っている時間30分を、ウォーキングなどの軽度な運動に置き換えれば発がんリスクを８％下げることができ、さらに中度の運動に置き換えれば31％ものリスク低下につながるとしています。

コロナ禍でがんが早期発見できない

コロナ禍で起こったもう１つの問題は、国民の多くが医療機関の受診自粛をするようになったことです。クリニックや病院の経営を悪化させるほど来院する患者が激減し、今後、経営破綻するクリニックも出てくるのではないかと言われるほどです。

医療機関に行かない理由の１つは、コロナに感染したくないからでしょう。一方、コロナの第３波では、コロナで病床が不足したため、心筋梗塞などで搬送された救急患者の受け入れ先が何時間も見つからない、といった問題も起こっています。

救急医療だけではありません。がんもコロナの影響を受けて、一部の病院では治療の延期や中止が常態化しているといいます。その理由として、感染リスクがあるため安全に治療できないほか、がん治療による感染と重症化リスクの上昇があげられています。

がんは他の病気に比べて、特にコロナ感染で致命的になりやすいわけではありません。中国の報告によると、コロナ感染者の死亡率は新血管疾患10・5％、糖尿病7・3％、慢性呼吸器疾患6・3％、高血圧6・0％、がん5・6％とされています。

しかし胸部のがん（9割以上は肺がん）の治療を受けた400人の分析結果では、コロナ感染と診断された日から過去3カ月以内に化学療法（抗がん剤）を受けた患者では、コロナによる死亡リスクが優位に高くなったことがわかっています。

また400人中死亡したのは140人で、その約8割が新型コロナウイルス感染症で亡くなりました。一方、がんの進行に伴う死亡は1割程度でした。

さらに死亡者のうち、化学療法を受けていたのは約47％でしたが、放射線治療を受けていたのは9％にすぎませんでした。つまり治療法によって、コロナの死亡リスクが左右されているということになります。

このようなデータを突きつけられると、ますます病院に行きたくなくなるかもしれません。しかし第1章で養老先生が言っているように「病気はコロナだけではありません」。このまま受診や検査を控えていると、コロナ終息後はがんが急増する可能性も否定できないのです。特に心配なのはがん検診が行われていないことです。

コロナの感染拡大によって、定期健康診断（健診）や人間ドック、がん検診の休止が相次いでいます。

2020年6月以降も検診施設の半分強が受け入れを休止、もしくは一部制限を続けています。検診の休止は施設内での感染を防ぐ目的がありますが、その一方で、コロナ以外の病気を見逃すリスクが高くなります。

企業では例年、4～5月に健診を実施することが多いのですが、それが同年のコロナ第1波の時期と重なってしまい、受け入れを休止する施設が相次ぎました。

感染拡大がいったん落ち着いた6月以降、延期されていた健診が徐々に再開されましたが、「3密（密閉、密接、密集）」を避けるため、施設の受け入れ能力の6～7割に受診者を制限する必要がありました。

これによって、検診を先送りする人が多くなることが懸念されています。NPO法人日本人間ドック健診協会の調査で「健診を先送りすることで別の病気での死亡率が上がるのではないか」と警鐘を鳴らしています。

がん検診も例外ではありません。日本対がん協会が各支部の協力を得て実施したアンケートによると「受診者が３割以上減少する」と予想する支部が３分の２に上りました。受診者の減少が目立ち始めたのは、２０２０年の３月下旬からです。「検診シーズン」が始まる4月は３万人減、これは前年の15％ほどの落ち込みになります。５月は３万７０００人あまりが、前年の８％まで減っています。

同年の緊急事態宣言が5月に解除されたことに伴い、6月からは各地で検診が再開され始めました。しかし厚生労働省の通達で「３密」を避けるよう求められたため、時間あたりの受診者数を制限するなどの措置がとられました。

日本対がん協会の各支部のがん検診実施数はのべ１１００万件で、1万３０００人のがんを発見しています。前述のアンケートの予想どおり受診者数が３割減るとすれば、単純計算でがんが発見される人の数は４０００人近く少なくなる可能性があるのです。

がんの発生自体が減るわけではないので、コロナ終息後はがんの発見が増えるとともに、進行がんの割合も増えることが懸念されます。

ワクチン未接種で子どもたちが危ない

コロナ禍での受診控えが最も深刻なのは小児科です。私が勤務する東大病院の小児科の受診率は4割減りました。

その結果、子どもたちは本来受けるべきワクチンを接種されていません。現在、小学校入学までに公費負担で受けられるワクチンは8つあります。Ｈｉｂ（インフルエンザ菌ｂ型）、肺炎球菌、Ｂ型肝炎、ＢＣＧ、麻疹・風疹混合などのワクチンです。特に生後1歳ぐらいまでは、何種類ものワクチンを接種しなければなりません。ところが親御さんがコロナ感染を恐れて先延ばしにしている傾向が見られるのです。

その影響はすぐには表れませんが、コロナ終息後にさまざまな感染症や、ウイルスが原因となるがんが増えると危惧されます。

コロナのワクチンの開発や、接種スケジュールに関しては、マスコミが大々的に報道しているのに、子どものワクチン未接種の問題に関しては、ほとんどニュースになることはありません。

特に子宮頸がん等を予防するＨＰＶワクチンについては惨憺たる状況です。13年に定期接種化されたＨＰＶ予防ワクチンは、世界的には一世代古いタイプですが、子宮頸がんを7割防ぐことが明らかにされています。

子宮頸がんはセックスでうつるがんで、ほぼ１００％がヒトパピローマウイルス（ＨＰＶ）の感染です。性交渉の開始が低年齢化したため、現在は30代が子宮頸がん発症のピークで、20代にも急増しています。

このＨＰＶの感染予防に最も有効なのがＨＰＶワクチンで、ＷＨＯはすべての国で広く接種すべきだと推奨しています。ＷＨＯが最優先する接種対象は9～14歳までの女児ですが、女児の接種率が50％を下回る場合は男児への接種も有効としています（日本では男児への接種は認められていない）。

このワクチンの接種率が7～8割だった今の20代前半の女性では、子宮頸がんになるリスクが、それ以前の女性の半分になる計算になります。

毎年1万1000人が子宮頸がんにかかりますが、ワクチン接種をした20代前半の女性たちだけ5000～6000人ほどがんになる人が減り、ワクチン接種をやめてその後の10代の女性からは、もとの1万1000人に戻ってしまうのです。

なおコロナ禍以前に、HPVワクチンは接種後に「副反応」を訴える報道があったことから、国は「積極的推奨の一時中断」という判断を下しました。そのため7割あった接種率が0・3%まで急降下しています。

その後の医学的な調査で、ワクチン接種と副反応とは因果関係がないことがわかっています。しかし接種率が戻らないうちに、今度はコロナ禍で受診控えが追い打ちをかけています。国民の命を守るワクチンは、コロナのワクチンだけではありません。コロナ終息後の国の適切な取り組みが期待されます。

新型コロナのワクチンは安全なのか?

そのコロナのワクチンですが、驚異的なスピードで実用化しました。すでに欧米を始め一部の国では接種が始まっています。日本でも2021年2月から医療従事者などへの接種が開始されました。

ここでワクチンの仕組みについて、簡単に説明しておきます。生物（人間を含む）は、自分の身体を守るための「免疫」という防御機能を持っています。異物が体内に侵入してきたときに、それを排除する力が免疫力です。ただ初めて侵入してきた異物に対しては、免疫力が十分とはいえません。同じ異物が繰り返し侵入することで、より強い免疫力が発揮できるようになるのです。

感染症を予防するワクチンは、この免疫の特徴を利用したもので、最初に弱めの異物をあえて体内に入れて、ウイルスなどに対する抵抗力をあらかじめつけておくことを狙ったものです。

一般的なワクチンの開発には10〜15年かかるといわれています。私も2〜3年かかるのではないかと最初は思っていました。今回、これほど早くコロナのワクチンが実用化できたのは、医療テクノロジーの進歩のなせる技なのでしょう。

日本でのワクチン接種は、感染リスクの高い医療従事者から始めて、次に65歳以上の高齢者、基礎疾患がある人、一般の人という順番で予定されています。養老先生は基礎疾患（糖尿病）がありますが、65歳以上の高齢者なので、2番目のグループに入ります。

ところが、最初のグループである医療従事者は、必ずしも接種に前向きではないのです。日経メディカルＯｎｌｉｎｅと日経バイオテクが、２０２０年11月20日から12月2日にかけて行ったアンケート調査によると、回答した医師（６８３０人）のうち「早期にワクチンの接種を受けたい」と考えているのは35％。これに対し「早期に接種を受けたくない」は30％、「分からない」は35％で、合計65％の医師が早期の接種に後ろ向きだったのです。

さらに「早期にワクチン接種を受けたくない」と回答した医師（２０１９人）に「受けたくない」を選んだ理由を聞いたところ、70％以上が「ワクチンの安全性がまだ十分に検証されていない」を選んでいます。つまり、安全性が担保されるかどうかを気にしているのです。

ワクチンは健康な人を対象に数万人から数億人単位で使うものなので、一般的な医薬品以上に高い安全性が求められます。しかし人の体質はそれぞれ異なりますから、

1万人に1人、10万人に1人の副反応でも問題になります。

厚生労働省のホームページに掲載されている新型コロナワクチンのQ&Aによると、「これまでに認められている副反応にはどのようなものがありますか」という質問に対して、「日本への供給を計画している海外のワクチン（ファイザー社、アストラゼネカ社、モデルナ社、ノババックス社が開発中のワクチン）では、ワクチン接種後に、ワクチン接種と因果関係がないものも含めて、接種部位の痛みや、頭痛・倦怠感・筋肉痛等の有害な事象がみられ」、また「まれな頻度でアナフィラキシー（急性アレルギー反応）が発生したことが報告されている」と答えています。

「アナフィラキシーが起きたときには、接種会場や医療機関ですぐに治療を行う」としていますが、現時点でこのようなリスクがわかっています。ワクチン接種を受ける場合は、そのこともよく考えておく必要があるでしょう。

健康で長生きするための条件とは

コロナのワクチンを早く打ちたいとか、養老先生が医療テクノロジーの進歩を、肯定的に受け止めていることは少し意外でしたが、『ライフスパン』への共感もその1つでしょう。

養老先生から勧められて、私も読んでみましたが、やや未来に対して楽観的ではあるものの、この本に書かれていることのいくつかは実現すると思います。

また、これも養老先生が指摘していましたが、山中伸弥先生のiPS細胞も若返りの医療技術の1つです。ある意味、古くなった臓器をリフレッシュするという考え方だと思います。他人の臓器を移植すれば、異物とみなされ拒絶反応が起こりますが、iPS細胞は自分の遺伝子を持つ臓器を移植するので、拒絶反応が起きません。実用化すれば、壊れた臓器を新しい臓器と入れ替えることが簡単にできるようになるかもしれません。

日本はテロや内戦とも無縁な平和で住みよい国です。医療も進んでいますし、もともと長生きできる条件がそろっている国なのです。若返りの医療が実用化していけば、ほとんどの国民が100歳くらいまで健康に生きることができる時代が来るのは決して夢ではありません。

老化を止める技術を待たなくても、現時点でいくつかのことを注意するだけで、長生きする人は増えていくでしょう。そのポイントとなるのは、がんで死なないということです。すなわち、がん検診を受けることでリスクが減らせます。

また心筋梗塞や脳梗塞で死なないためには、高血圧や糖尿病、脂質異常症を予防する、なってしまった場合は治療することが大事です。実は私も血圧の薬は飲んでいます。養老先生ほどではないですが、最初は薬を飲むかどうか迷いました。でも血圧が専門の同級生の医師に聞くと、薬は飲んだ方がいいと言うので飲むことにしました。

運動するとか、食べすぎないとか、自分でできることは合理的な範囲内でやるべきです。日本は経済的には低迷していますが、相対的に見ればよい国です。世界には長生きできる条件が少ない国や地域もあります。この国で生まれて生きる幸せというのはもっと謳歌してよいと思います。それでこその長生きです。

それでも、避けられない運命もあります。がんなら早期発見の難しい膵臓がんにかかってしまったとか、認知症になってしまったとか。あるいは自分はまったく悪くないのに交通事故で死んでしまうとか。避けられない不幸というものは、生命には必ずついて回ります。

そうしたネガティブな未来ばかりを考えていると、うつになってしまいます。逆に、長生きできるからといって、ずっと先の未来に希望を置くのも不安を呼びます。老いと死が待っているからです。時間は人間を苦しめるのです。

それは養老先生の言うように、大脳を発達させた人間の宿命です。大脳があるから先の時間が気になり、その先にある死を考えてしまうからです。

がんはその典型です。「5年生存率」などの時間に支配される病気です。患者さんは5年たったら「治った」と思いたいのです。5年目の診察の夜は、ほとんどの患者さんが祝杯をあげると言います。

また猫の話になりますが、猫には現在しかありません。未来のことは一切考えません。だから自分の死についても考えません。一瞬一瞬を懸命に生きているのが、猫なのです。

人間も猫のように生きられないものでしょうか。そこで私が勧めているのが、生活の中に「マインドフルネス」を取り入れることです。マインドフルネスとは、座禅な

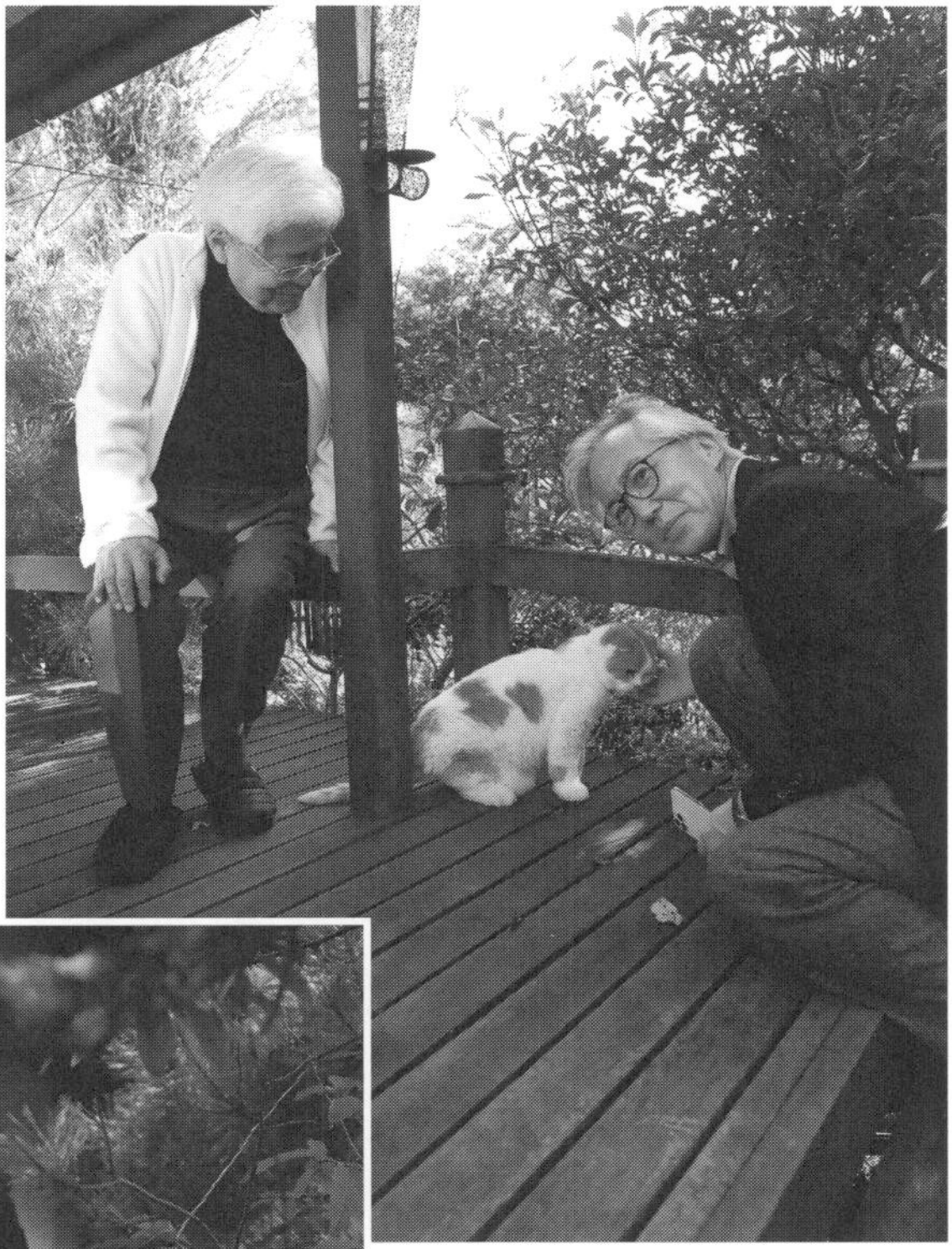

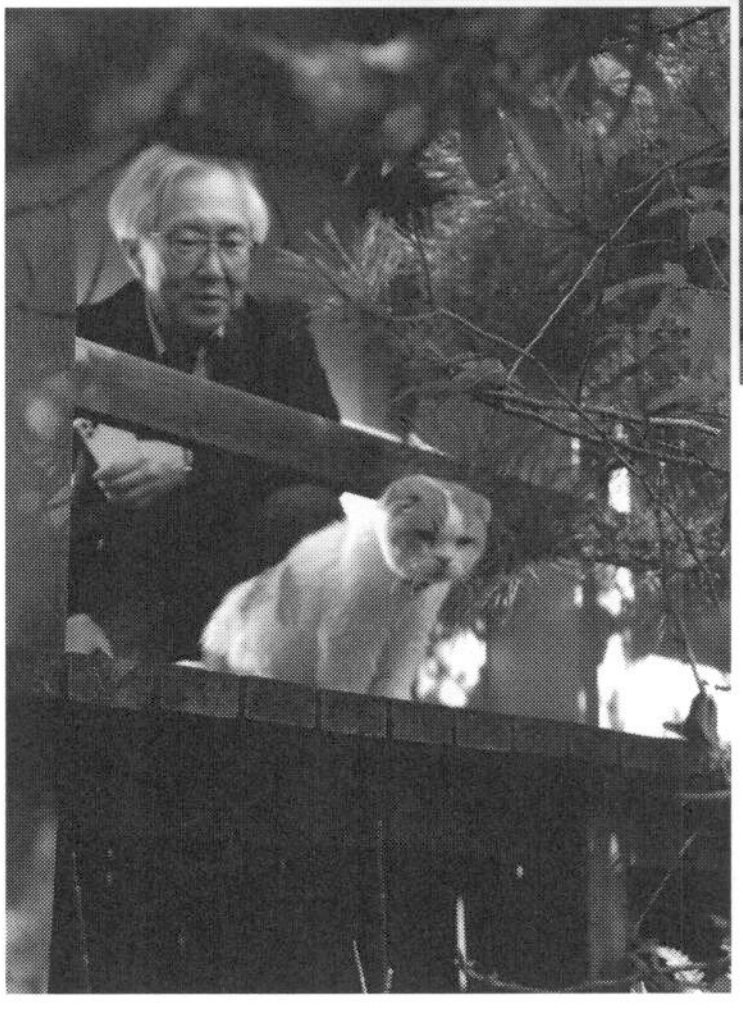

猫好きの中川先生が、療養中のまるとご対面。未来のことは考えず、現在を必死に生きる猫の生き方に、時間というしがらみから解放されるヒントがあると中川先生は言う(2020年12月6日撮影)

どの仏教の瞑想法から生まれたもので、「今、この瞬間を大切にする生き方」のことを言います。

マインドフルネスには2つの重要な要素があります。1つは、今の自分がどのような状態にあっても一切「判断をしない」こと。もう1つは、「今この瞬間に意識を向ける」ことです。判断しないことで、自分がありのままでいることができるようになるのです。

今この瞬間に意識を向けることで、周囲のことに気をとられなくなり、心が穏やかになると言われています。がん患者さんは、時間のことばかり気にしていますから、時間にとらわれない生活が必要です。それで私は患者さんにもマインドフルネスを勧めています。

マインドフルネスな状態になるためには、大脳の働きを一時的に遮断する時間が必要です。養老先生の言うように、都市は大脳が作り出したものですから、都会に住んでいる人は、あえて自然の中に足を運ぶなどすることで、今だけを意識する時間が持ちやすくなるのではないでしょうか。

養老先生も現代版の「参勤交代」といって、都会と田舎を行き来することを勧めています。具体的にいうと、都会に住む人は、1年のうち3カ月を田舎で暮らし、そのあと都会に戻って9カ月を過ごすというライフスタイルです。3カ月は無理でも、ときどき自然のある場所に出かけることで、時間に囚われている大脳をリセットできるかもしれません。

養老先生の愛猫、まるが死んだ

第1章で養老先生が述べていますが、私自身も2018年に早期の膀胱がんが見つかり、内視鏡手術で取り除いた経験があります。

詳しい経緯については、第5章の鼎談で私自身が語っているのでそちらをご覧いただきたいのですが、現状を言うと再発は認められないものの、まだ5年経過していません。したがって、がんが治癒したかどうかはまだわかりません。なぜなら私のがんは5年以内の再発率が46％というデータがあるからです。

確率は5分5分といったところです。私自身も手術後、患部の激痛に苦しみましたが、こんな大変な治療をする意味があったのだろうかと考えたこともあります。

また猫と比較して考えてみましょう。私のがんは無症状で発見されました。無症状のがん治療というのは、手術したり入院したり痛い思いをして、先の時間を手に入れようとする行為です。そんなことを猫は絶対にしません。猫は未来のことを考えることができないからです。

ちなみに、猫もがんになります。野良猫のがんは多くありませんが、飼い猫はがんになりますし、がんで亡くなることもあります。

乳がん検診の早期受診を啓発する「ピンクリボン運動」がありますが、猫の乳がんの「キャットリボン運動」（日本獣医がん臨床研究グループが設立）というのもあります。こうした啓発運動が行われているのは、飼い猫にもがんが増えてきているからでしょう。

なぜ飼い猫のがんが増えているかというと、人間と同じく高齢化が進んでいるからです。

猫の年齢を人間に換算する方法があります。生後1年で猫は成人するので、1歳を人間の18歳とします。その後は年に4歳（4・7歳とする換算式もある）ずつ歳をとる計算になります。例えば、5歳の猫なら「18＋4×4＝34歳」となります。野良猫の平均寿命は3～5年なので、野良猫のがんは少ないのです。

室内飼いの猫の平均寿命は15歳。最近は20歳以上生きる猫も珍しくないので、がんになる猫が増えてきているのだと思います。

第3章で養老先生が書いていますが、この本の制作中、先生の愛猫のまるが亡くなりました。

まるの死はニュースになり、享年18歳と報道されていました。人間に換算すると90歳になります。

まるが亡くなる3週間ほど前（2020年12月6日）に、先生の鎌倉のお宅におじゃまして、この本のための追加取材を行いました。その日のまるはだいぶ弱っていて、ケージの中でじっとしていて、なかなか出てこようとしませんでした。

心不全で2日に1回、胸水を抜いているということでしたが、人間の医者の目で見ても、足や尻尾がむくんでいるのがわかりました。水分代謝が悪くなって、身体のあちこちに水がたまっていたのでしょう。

最初、まるの具合が悪くて、2日に1回、胸水を抜いているというお話を聞いたとき、ちょっと意地悪な言い方ですが、自分は医療にはできるだけかかわりたくないといっているのに、猫の医療に対しては、ずいぶん手厚くしてあげるんだな、と思ったのです。

猫は言葉を理解できませんから、自分が何をされているのかわかりません。前述したように、現在のつらい治療に耐えて、先の時間を手に入れるという発想も猫にはありません。

にもかかわらず、1日おきに動物病院に連れて行って胸水を抜くのは、かえってストレスになるのではないかとも思いました。

その是非は飼い主でない私にはなんとも言えませんが、養老先生がまるの治療に必死になっているのを見ると、まるは養老先生にとって、家族と同様、二人称の存在なのだなあと思いました。

亡くなったときも、「21日11時、まるが永眠いたしました。生前のご厚誼を感謝いたします」というメールをいただきました。

まるはNHK番組「猫メンタリー　猫も杓子も。」などにも登場し、写真集も発売

中川先生が医師の視点からiphoneで撮影したまる。しっぽまでむくんでいるのがわかる。胸水だけでなく、身体の水分代謝が悪化しているのだという（2020年12月6日撮影）

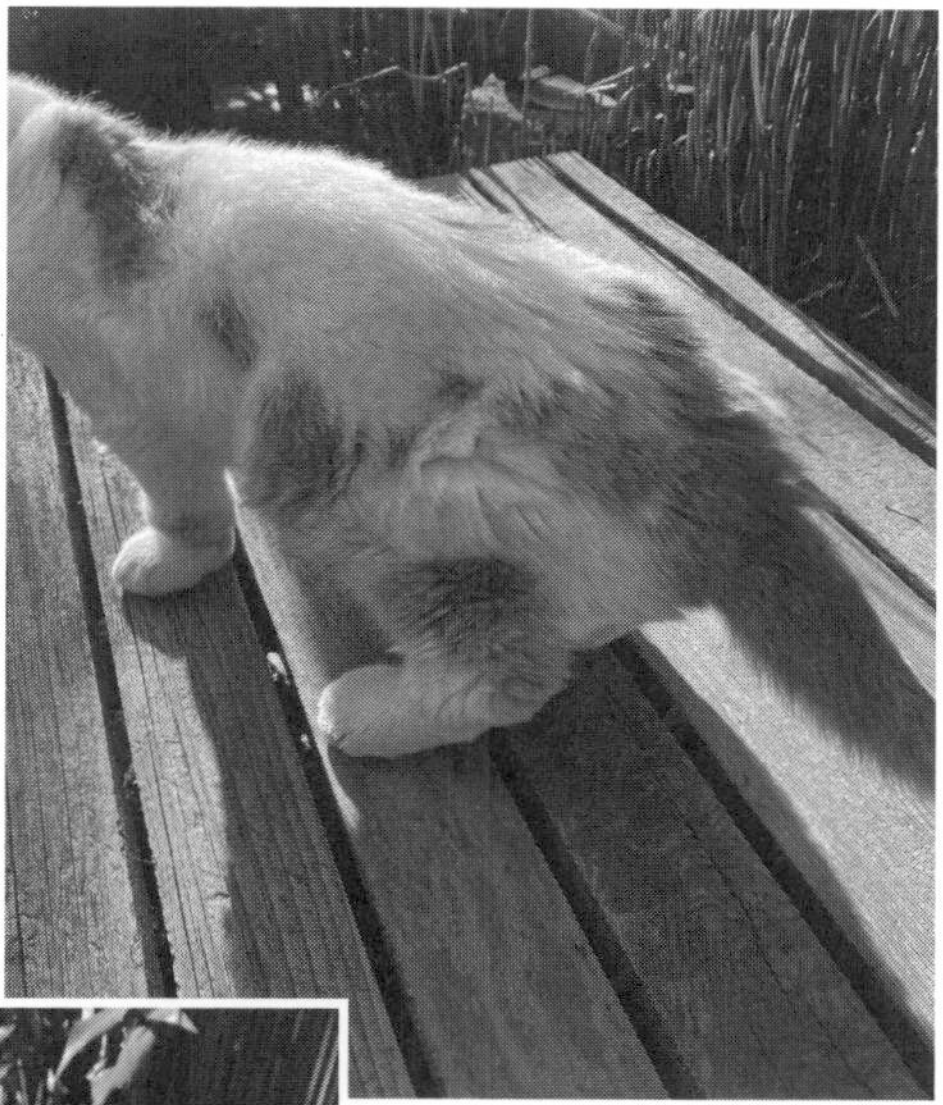

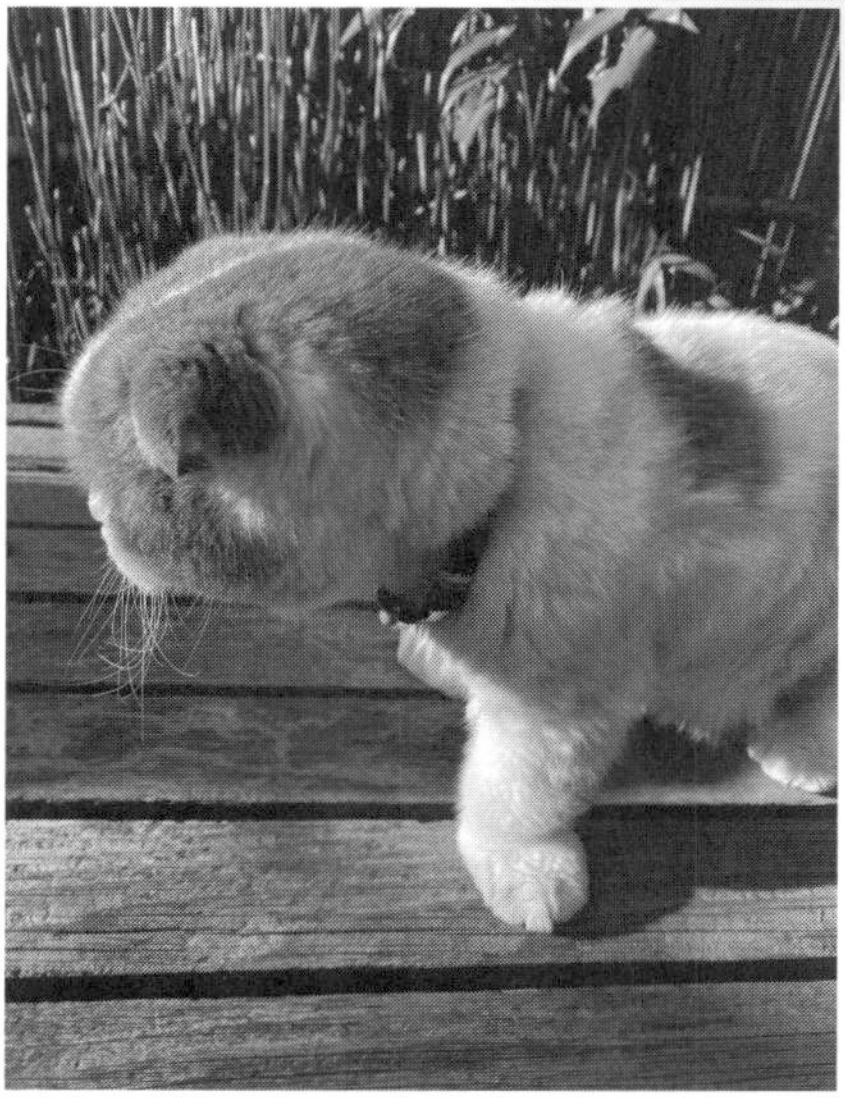

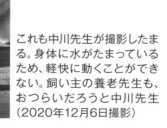

これも中川先生が撮影したまる。身体に水がたまっているため、軽快に動くことができない。飼い主の養老先生も、おつらいだろうと中川先生（2020年12月6日撮影）

されるなど、日本で最も有名な猫の1匹でした。

また先生のご自宅を訪問する人々にも愛された猫でした。私も何度かお会いしましたが、人に媚びずにわが道を行く猫らしい猫でした。ご冥福を祈ります。

第5章

特別鼎談

現代医療の矛盾と人間的医療

養老先生、どうして病院に行くのが嫌なの?

養老孟司×中川恵一×ヤマザキマリ

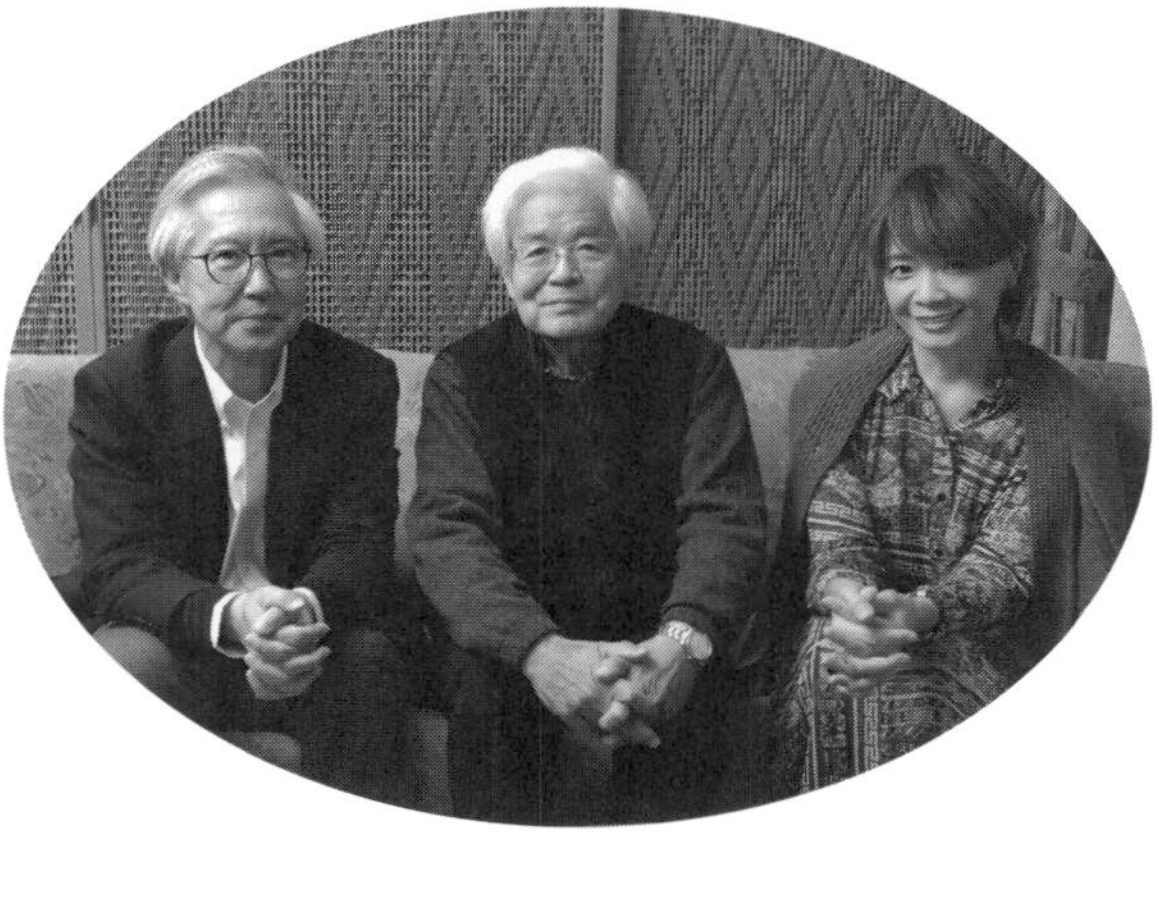

病院に行くということは野良猫が家猫になること

ヤマザキマリ（以下、ヤマザキ） 今年（2020年）6月、養老先生がご病気になられて、中川先生に診てもらったとお聞きしたときは、びっくりしました。養老先生は「ずっと病院には行ってない」とお話されていたので、「大丈夫なのかな？」と心配していたんです。ずいぶんお元気になられたようで安心しました。

養老孟司（以下、養老） 私はめったに医者にはかかりません。でも、絶対に行かないと言っているわけではありません。具合が悪かったら行きますよ。そしたら、たまたま心筋梗塞が見つかって、入院することになったんです。

中川恵一（以下、中川） 養老先生、お菓子は私の分まで食べていいですよ。私は甘い物はあんまり得意ではないので…。

養老 俺は糖尿病なんだけどね。

ヤマザキ えっ、私もお土産にどっさりお菓子を持ってきたんですけど。

中川　まあ、お菓子くらいいいんじゃないですか。そんなに神経質にならなくてもいい。僕は患者さんに対して、そういうスタンスです。

ヤマザキ　そういえば、コレステロールについての見解も、どんどん変わるじゃないですか。以前は卵はコレステロール値を上げるから、あんまり食べるなと言っていたのに、今は1日何個食べてもいいんですよね？

中川　その通りなんです。前は卵は1日に1個までにしろとか言ってたんですが、その後、食事から摂ったコレステロールは血液中のコレステロール値に反映されるわけではないということで、厚生労働省は2015年版の日本人の「食事摂取基準」からコレステロールの上限値の記載をなくしてしまいました。医療の常識というのは、しょっちゅう変わっているんです。

血圧もそうですよ。昔は血圧（最大血圧）の基準値は160㎜Hg未満でした。それが年々下がって、今は140㎜Hg未満（診察室血圧）になっています。ということは、この間まで正常だった人が高血圧の患者になるということなんです。

養老　『脱病院化社会　医療の限界』（原著の出版は1976年）を書いたイヴァン・イリッチが、「医原病」ということを言ってますね。医療が原因の病気という意味ですが、血圧の基準値を下げることによって、新たな病人が作り出されます。

ヤマザキ 私の母は、今87歳ですけど、病気の原因がよくわからず、何回かお医者さんを変えているうちに、今診てもらっている先生から、最初に処方された血圧の薬が合わなかったんじゃないか、みたいなことを言われました。でも結局、病気の原因はよくわからないんです。

母は若い頃から薬は飲まない主義で、医者が言うこともあまり信じません。私を育ててくれたときは『スポック博士の育児書』（アメリカの小児科医ベンジャミン・スポックが1946年に刊行した育児書。日本でも暮しの手帖社から翻訳版が出版されブームになった）と『家庭の医学』（保健同人社発行。1969年初版以来、改訂を続けている家庭医学書のロングセラー）だけ。だんだんそれを見るのもおっくうになって、「放っておけばそのうち治るわよ」が口ぐせになりました。

養老 僕も風邪をひいたときは、人にうつしてはいけないから、基本は家で寝て治します。解熱剤を飲まないときの典型的な経過というものがあって、風邪をひいた初日に39℃の熱が出て、2日目に37℃台になり、3日目の朝方に一気に大汗をかいて、平熱まで下がります。ただし1週間たって、症状が悪化していた場合は、医者にかかり

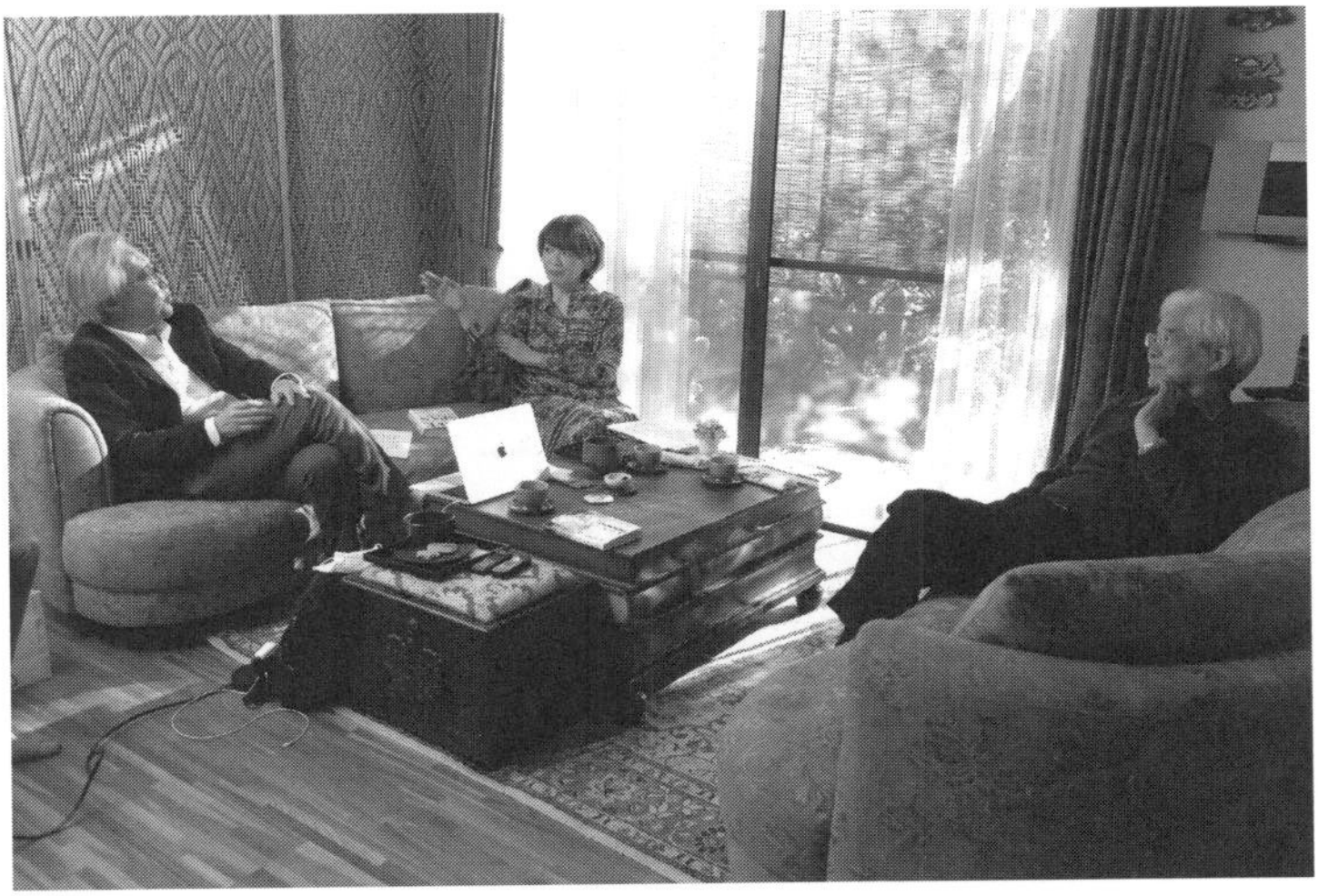

右から養老先生、ヤマザキさん、中川先生。鼎談は鎌倉の養老邸で行われた。第5章の写真はすべて2020年10月25日撮影

ます。今回、中川さんに診てもらったのも、1週間以上具合が悪い症状が続いていたからです。

中川　病院が嫌いだったから行かなかったのではないんですか？　今回、病院に行ってみたら、案外よかった、みたいなことをおっしゃっていませんでしたか？　たぶん養老先生のファンは、養老先生が入院して、それをどういう風に受け止めたのか、ということにとても関心を持っていると思うんですけどね。

養老　今までは大きな病院に行く機会がたまたまなかっただけ。今回は、女房が心配するから、仕方なく行ったんです。家族に無駄な心配はかけたくないでしょう。病気は自分だけのものではありません。

ただ、今、病院に行こうとしたら、医療というシステムに参加せざるをえません。いわば今まで野良猫のように生きていた自分が、家猫に変化させられるようなものです。そうすると、甘いものは食べるなとか、タバコをやめろとか、自分の小さな行動まで点数化されてしまいます。まるでコロナの自粛下における、さらなる自粛の強制みたいなものです。だから、医者に行く決意をするにあたって、いろいろ考えざるをえなかった。まあ、もう歳だから、野良猫として暮らそうが家猫だろうが、残りの人生は長くはない。そう観念して、古巣の東大病院（東京大学医学部附属病院）に行く決心をしたわけです。

老人を尊敬するイタリア、邪魔者扱いされる日本

ヤマザキ　日本にはホームドクター制度というか、定期的に自宅を訪問してくれるお

医者さんはいないんですか？　イタリアにはいるんです。だから自分から病院に行かなくても、呼べばお医者さんが自宅に来てくれます。

養老　2020年に『死を受け入れること　生と死をめぐる対話』という本を一緒に著した小堀鷗一郎さんというお医者さん。僕と同い歳ですけど、高齢者の訪問診療医をやっているんです。

中川　小堀先生とは僕も一緒に仕事をしていました。東大病院の第一外科で食道がんを専門にされていましたね。

ただ、小堀先生の場合は、ヤマザキさんがいわれたホームドクターとは違います。そういう制度は日本にはないんです。日本には「かかりつけ医」という言葉がありますが、これはファジーな概念で、かかりつけ医がいる人もいれば、いない人もいます。かかりつけ医のいる人は、「かかりつけ医のいる日本人」という感じですかね。つまり、すべての国民がホームドクターを持てているわけではありません。

ヤマザキ　イタリアは老人との同居が多いので、老人がいつも家にいるわけです。老人に自分の家が別にあって、介護の人が着いていたとしても、子どもたちが心配で、できればそばにいたいと思う人が多く、それはカトリック的な倫理観に基づいたもの

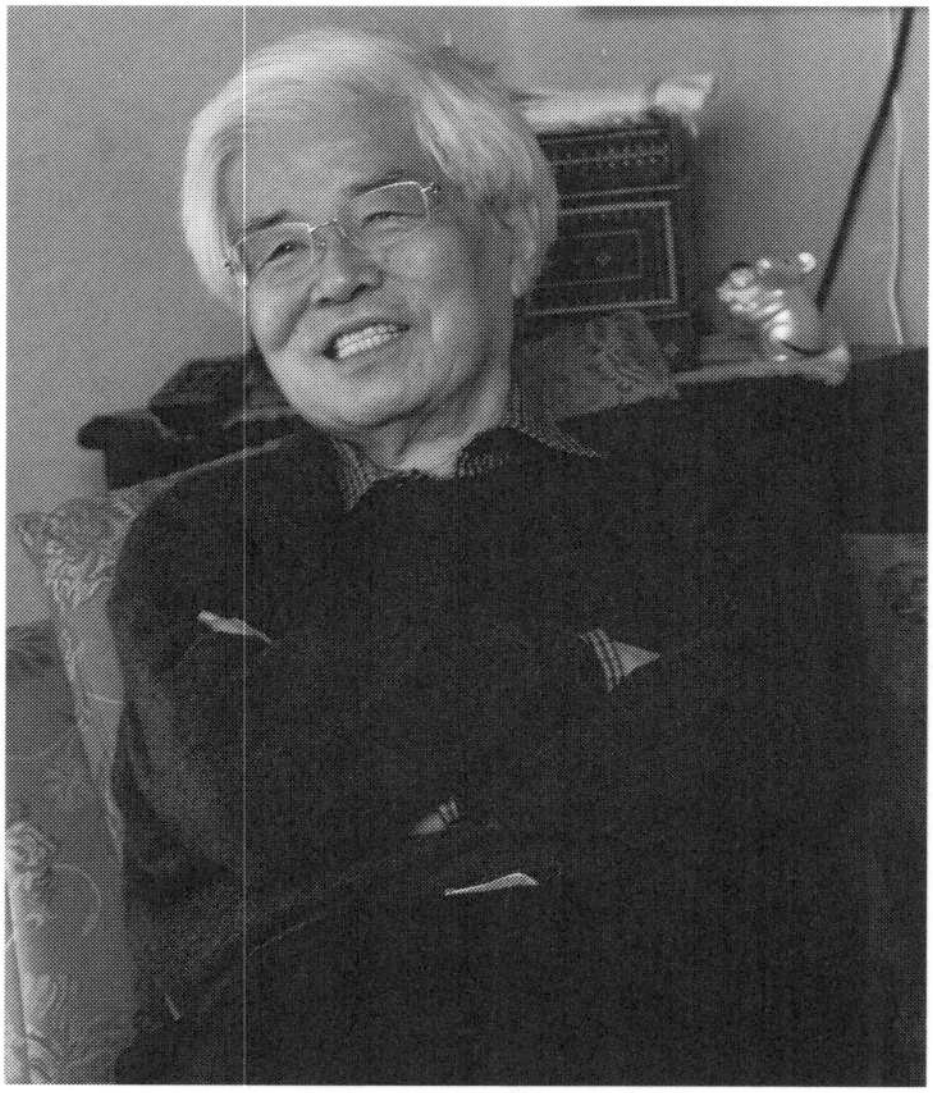

病院に行くのは野良猫が家猫になるようなもの。なぜ養老先生が医療距離をとるのか？その真意を聞くためこの鼎談は始まった

と言えるでしょう。

結局、自分が住んでいる家はそのままにして、子どもの家に老人たちを連れてきて、介護する人も連れてくるので、一時的にですけど、大人数になるわけです。そこにお医者さんが訪問してくれるから、何かあったとき安心なんです。それがあたりまえなんですね。それにイタリアは、ちょっとしたことでもすぐ病院に行くんです。高齢者がともに暮らしていることで、医療がわりと生活に入り込んできていることが多いと思います。

養老　僕がオーストラリアに行ったとき、公園でおじいさんとおばあさんがポツンと公園のベンチに2人だけで座っていたんです。親しかったドイツ人の医者の夫婦が一緒だったから、聞いてみたんです。「老人たちだけで、ああやって放っておいて大丈夫なんですか？」と。そしたら、びっくりしたような顔をして、「あの老人たちは、2人だけで座る権利がある」と言うんです。老人が2人きりで公園のベンチに座るのは権利だと言うんだね。日本にはそういう感覚はないのかな？

ヤマザキ　ないですよね。それはたぶん、日本では老人たちがあまり尊敬されていないからだと思います。イタリアの老人たちは尊敬されているんですよ。歳をとるのは悪ではない。決して楽ばかりとは言えない人生をよくぞここまで生きてきたという敬いがある。うちの夫の祖母なんか、第1次大戦と第2次大戦を生き抜いてきたから、本当に尊ばれていました。晩年は私の

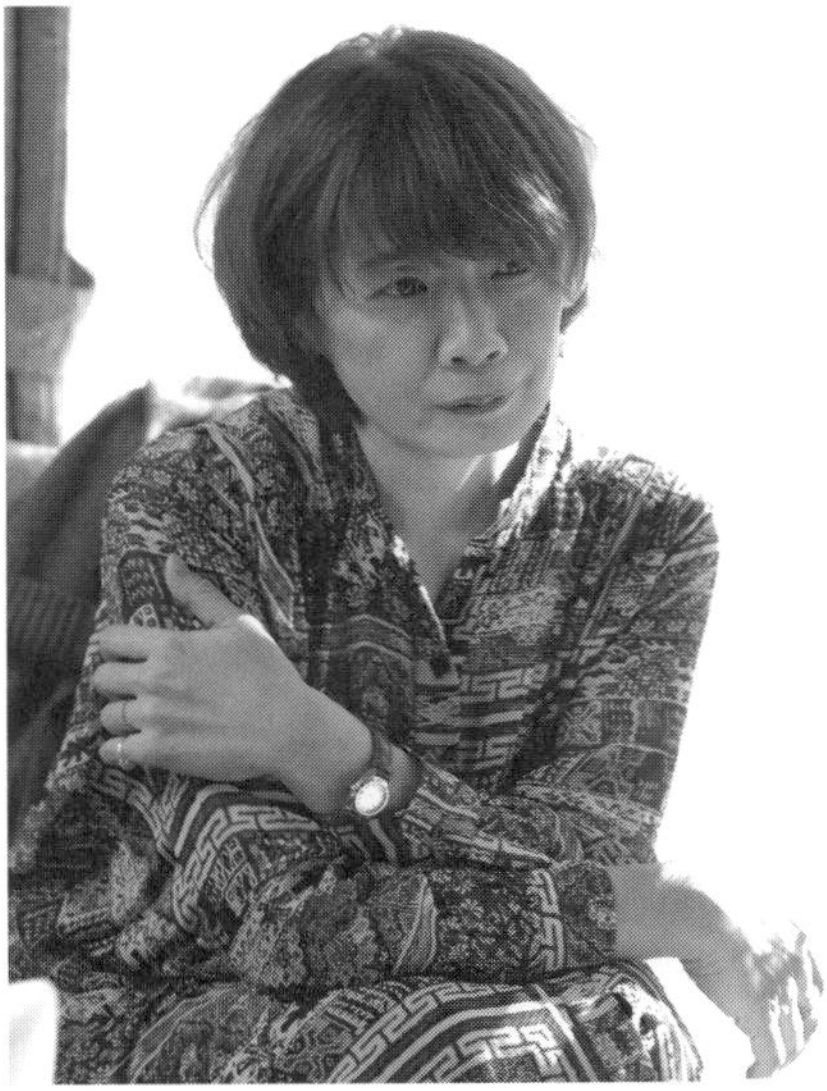

コロナ禍で家族のいるイタリアに戻れなくなったヤマザキさんは、イタリアと日本の医療の違いについて語ってくれた

ことを昔働いていたお手伝いさんか何かと勘違いして「ナターシャ」と呼ぶんですが（笑）、「はい、はい」とか言って、何でもお世話してました。激しい戦火をくぐり抜けて長く生きてきた人たちは無条件で尊敬するものなのです。

逆に日本は「姥捨て山」のメンタリティーがあるのか、老人になると若い人と接触したくなくなるじゃないですか。家からなるべく出ないようにして、若者が行くようなところにも行こうとしなくなる。昔の日本もそうだったのかもしれません。私、コロナ禍で家にいる時間が長いから、昔の日本映画を無声映画の時代からずっと追っかけて観ているんですが、小津安二郎監督の『東京物語』（1953年）が、その過渡期なんだと思いました。あの映画は、家族よりも世間体のほうが優位になっていく様を描いています。あのへんの時代から、おじいちゃん、おばあちゃんが「ウザい」存在になってきたんだと思います。

中川　森高千里の『私がオバさんになっても』（1992年）に「女ざかりは19（歳）」という歌詞がありましたが…。

ヤマザキ　それはイタリア人もみんな言ってますね。女ざかりは10代までだって。

中川　それでいいんでしょうか。イタリアの女優、モニカ・ベルッチ（1964年生まれ）とか、今でも魅力的じゃないですか？

ヤマザキ　うまくいっている人はいいですよ。モニカ・ベルッチもそうだし、もっと高齢のソフィア・ローレン（1934年生まれ）やジーナ・ロロブリジーダ（1927年生まれ）も現役ですしね。養老先生は好きな女優さんているんですか？

養老　マルセル・カルネ監督の『天井桟敷の人々』（1945年）に出てくるマリア・カザレスっていう女優さん。スペイン人だね。お父さんは海軍内務大臣を務めたけど、スペイン内戦で家族とともに国を離れ、マリア・カザレスもフランスで女優になった。

ヤマザキ　（スマホでマリア・カザレスのポートレートを検索しながら）情熱的で、知性も合わせもった印象がありますね。養老先生は女性の話をほとんどしないから、こういうネタは新鮮ですね（笑）。

女優さんも実生活となるとどんなかわかりませんが、夫はイタリア女性たちは、子どもが生まれるとみんな女性からマンマ（お母ちゃん）になってしまうと嘆いていました。どんどん貫禄がついて。女は20代が境目だとかかなり軽率なことをよく言っています。

中川　その一方で、最近の日本の若い男性は、女性に興味がなくなっていると聞きますが…。

ヤマザキ　イタリアもそうですよ。私が留学中（１９８０年代）は、若い女性が１人で街を歩いていると、男性はだいたいそちらを振り返って、声をかけるか、後をついてくるというのがあたりまえにありました。でも20年くらい前からその傾向が減っていった。イタリア人も、恋愛は面倒だからと興味を持たなくなってきている。養老先生はどうですか？

養老　僕に聞いてもしょうがない。歳ですから、恋愛なんてもうおっくうですよ。

ヤマザキ　今は20代でそうなっているんですよ。うちの息子（24歳）もそうです。恋愛は楽しいだけではなく相当疲弊しますし、メンテナンスも大変。ある意味精神病みたいなものだと思う。だけど、それがわかっていても恋愛をする自分を楽しめるゆとりがあったと思うのです。感情の体験に消極的な人が増えていることが少子化にも影響してそうですね。

養老　地球規模では人口が増えるのは止まらないですよ。限界がくるまではね。先進国は限界にきているから、減り始めているけど、発展途上国はこれからも増えていくでしょうね。

中川　経済が悪くなると、子どもを産まなくなって、人口は減少しますよね。すべての物事には寿命があると思いますが、文明が今くらいの状態を保ちながら、あとどのくらい持ちますかね？　1000年持つとは思えないんですが…。

養老　そろそろ限界にきているんじゃないですか。日本の場合は平成で煮詰まってきた感じがします。コロナでさらに加速するんじゃないですか。

中川　この本が発売される頃には、新型コロナウイルスのワクチン接種が始まっていると思いますが、終息してはいないでしょう。コロナは文明や人々にどれくらい影響を与えるのでしょうか？

養老　経済的な影響がいつまで続くかですね。特に対人の仕事は大変ですよ。レストランにしても劇場にしても、人を相手にしていた商売は、大きなダメージを受けたわけです。『新潮』の連載（コロナの認識論）にも書きましたけど、僕はコロナが終息した後は、対人の仕事よりも、対物の仕事をする人が増えることを願っています。

日本でも最近は、物を扱うことはあんまり利口な人のやることじゃないという傾向になっています。中国とか韓国とかは、例えば、うなぎ屋をやって儲かって偉くなると、経営者になって店を増やしていく。チェーン店化ですね。日本だと、うなぎ屋は何代にもわたたって、うなぎを捌き続けています。そこが決定的に違うんですね。

中川　老舗の店はあんまりチェーン店にはしてほしくないですけどね。

養老　チェーン店にするのは対人でしょう。ようするに、お客様を相手する。うなぎを捌くのは物が相手でしょ。それが日本の伝統なんです。

ヤマザキ　イタリアの中国人がやっている中華料理店に保健所が入って、すごく不衛生であることがバレてしまったことがあるんです。でも清潔な日本人が経営しているイメージのある日本料理なら衛生的でいいだろうということで、みんな日本料理店に変わってしまいました。おもにお寿司屋さんですけどね。これも対物の伝統なんでしょうか?

養老　日本は都市化が遅かったのに対し、中国は都市化するのがとても早かった。にもかかわらず、中東の昔の都市みたいに滅びていない。

ヤマザキ　中国は訪れるたびに圧倒されます。やはり大陸という地理的条件下で鍛えられてきたからなのか、紀元前に都市の要素ができあがっていたことを思うと、古代ローマと比較はしたくなっても、島国という独特な環境にある日本と比べるのはナンセンスかなと感じます。

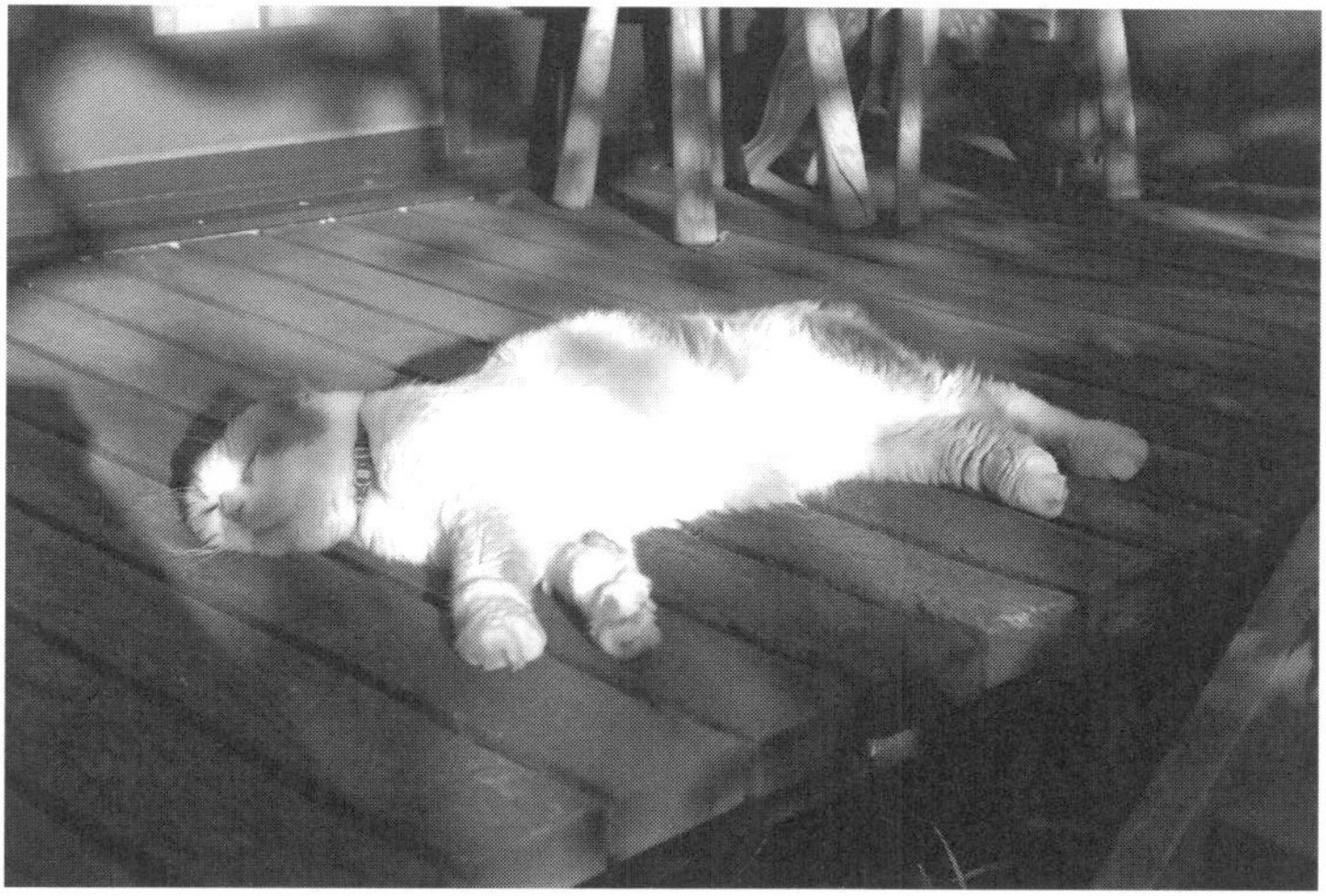

鼎談中、まるは窓の外にあるウッドデッキで、日向を見つけてぐっすり眠っていた。3人が話していることには興味なし

養老　その点、日本列島はまだ自然が多いから、一次産業従事者とか、対物の仕事が増えていく可能性があります。

ヤマザキ　でも日本は自然災害が多いですよね？

養老　だから都市にあんまり集中しないほうがいいんですよ。都市部に集中すると、大きな自然災害があったときに大変です。

中川　ヨーロッパは小さな都市に魅力があるじゃないですか？　ヤマザキさんが住んでいるパドヴァの人口はどのくらいですか？

ヤマザキ　ヴェネト州の人口では第

3位で20万人くらい。イタリアは地方都市がすごく力を持っているので、大都市化しないんですね。大都市に偏らないとやっていけないという考え方がないんだと思います。

中川 どうして日本は東京一局集中になってしまったんだろう。

ヤマザキ イタリアは、その地方都市に行かなければならないものがいっぱいありますからね。それこそ山のようにあるから、その都市が劣等感を持つことがないんですよ。統一前はそれぞれが自治国家だったわけですから誇りが強い。

養老 日本は何に対しても自己肯定感が低いですからね。それに地方は経済的にも負けてしまったから、劣等感に輪をかけちゃったんですね。

猫は今まで何匹も飼った。犬や猿も飼ったことがある

ヤマザキ コロナ禍で巣ごもり生活が続いていますが、養老先生は運動不足になっていませんか?

養老　毎日、家の近所を歩いていますよ。そんなに長い距離は歩きませんが。

ヤマザキ　私は映画ばっかり観ているから、きっと養老先生よりも運動していないですよ。

養老　外を歩くとおもしろいんですよ。いろんな人がいてね。

ヤマザキ　人もだけど、今日先生のお宅にくる途中、リスの変な声が聞こえたんです（鎌倉には移入種のタイワンリスが生息している）。見たら樹の上で尻尾が連続的な同じ動きをしているので、なんだろうと思って樹の反対側に回って見たら、オスとメスが交尾している最中だったんです。その声というのが、あたりに響き渡るような大きな声で、もう10月末なのに、おもしろいなと。

養老　秋はエサを食べても繁殖しないけどね。

ヤマザキ　でもこの目で見ました。

養老　冬はエサがなくなるので、秋は栄養をたっぷりとらないといけないんです。大概のリスは南の育ちだからね。子どもを産んでも冬が越せない。

ヤマザキ　暖かいから勘違いしたとか？

養老　いやあ、交尾していた理由はわからないな。

ヤマザキ　そういえば、先生のお宅のまる。養老先生の具合が悪かったとき、まるの顔も変わったと聞きましたけど、確かにまるは養老先生の化身みたいな感じですから（鼎談はまるの生前に収録）そういうこともあるかなとは思います。うちの猫も私の機嫌が悪いとやさぐれた様子になるし。そういえば、この3人はみんな猫好きなんですよね。中川先生は猫を飼っていない？

中川　親が2匹の猫を飼っていたんです。でも2匹とも死んじゃって、それに耐えられなくなって、飼うのをやめてしまいました。今は野良猫が好きなんです。でもエサはあげられますよ。2メートル以内には近づきませんけど。

そういえば、東大の学生の頃、養老先生から「猫を飼ってくれないか？」と言われたことがあります。覚えていますか？

養老　覚えていないな。猫はずいぶん昔から、何匹も飼っていましたからね。

ヤマザキ　まるは特殊な猫ですね。飼い猫だけど仙人みたい。

中川　仙人猫？

ヤマザキ　顔つきが達観した仙人みたいになってきているじゃないですか。それにとても社交的な猫ですよね。うちの猫は一切人前に現れません。ベンガルという種類ですが、特定の人の前にしか現れないので、イリオモテヤマネコみたいだと呼ばれています。ポルトガル生まれで、ポルトガル、アメリカ、イタリア、日本とほぼ世界中を旅してきました。中川先生も一瞬だけ対面したことがありますよね。

中川　はい。ほんの一瞬だったけど。ところで養老先生、犬はお好きですか？

養老　犬も嫌いじゃない。というか、犬も飼ったことがあります。猿も飼ったことがありますよ。

中川　この家でですか？

養老　いや、ここは30年くらい前に引っ越してきたんだけど、猿を飼っていたのは、それよりずっと前。僕が中学生の頃です。大船の松竹撮影所で、映画の撮影に使った2匹の猿がお払い箱になって、そのうちの一匹を家で引き取ったんです。モモちゃんという名前でしたね。

ヤマザキ　動物全般が好きなんですね。養老先生はもともと魚捕りが好きで、川でカニを捕まえていたと言っていましたが、私もそうなんです。北海道で過ごした幼少期、雪が降っていない時期はほぼ川か野原に入り浸り。

養老　ちっちゃい川は、僕の遊び場だったんですよ。

中川　私は月島の運河ですよ。コールタールみたいに黒くてヘドロになってましたね。魚なんか一匹もいないですよ。私の弟がその運河に落ちたことがあります。ヘドロですから、落ちても沈まないんですよ。その後が大変でしたけど…。

ヤマザキ　ヘドロ。１９６０〜70年代の日本の公害の１つですね。

養老　かつてのロンドンのテムズ川も汚かった。覗いていたやつがね、あまりの臭さに気を失って、落っこちた（笑）。

麻酔が切れたら痛いはずなのに医者は薬を出す想像力がない

中川　話を医療に戻しましょう。養老先生、以前言っていた糖尿病の薬の副作用はどうなりましたか？

養老　飲むと胃の具合が悪くなるんです。不健康な感じがするので、薬を変えてもらいました。今はその症状がなくなりました。

中川　それはよかった。ご自分の糖尿病の数値を下げるために、ご自身で言うところの「不健康」な状態になっていたわけですね。そのへんのさじ加減は、なかなか難しいんですよ。ただし今回の心筋梗塞は糖尿病が影響を与えたことは間違いありません。薬をやめたら、また心筋梗塞や腎不全などの合併症を起こすリスクがありますから。

何を言いたいのかというと、将来の時間を買うために、今の健康を犠牲にしているということです。私のがんの治療も同じようなことだと思っています。

私は自分のがんを自分で見つけたんです。私はお酒を飲むので脂肪肝（糖尿病や心疾患、脳卒中などリスクが高くなる）が心配でした。脂肪肝は肝臓にべったりつくのが一般的ですが、僕の脂肪肝は肝臓の上、肝静脈のあたりにかたまり状になってついているんです。それをエコー（超音波）で見ると白く見えます。すると職業柄、すごく嫌な気持ちになるんです。それで酒を控えると消えたりする。

2カ月に1回、自分で脂肪肝を調べていたんだけど、2018年の12月8日に調べたとき、たまたま膀胱におしっこがたまっていたんです。膀胱の検査というのは、おしっこがたまっていないとできないので、せっかくだから調べてみようと、エコーの画像を見たら、がんがあったんです。

その後、12月28日に内視鏡手術をしました。内視鏡といっても手術です。後輩の腕

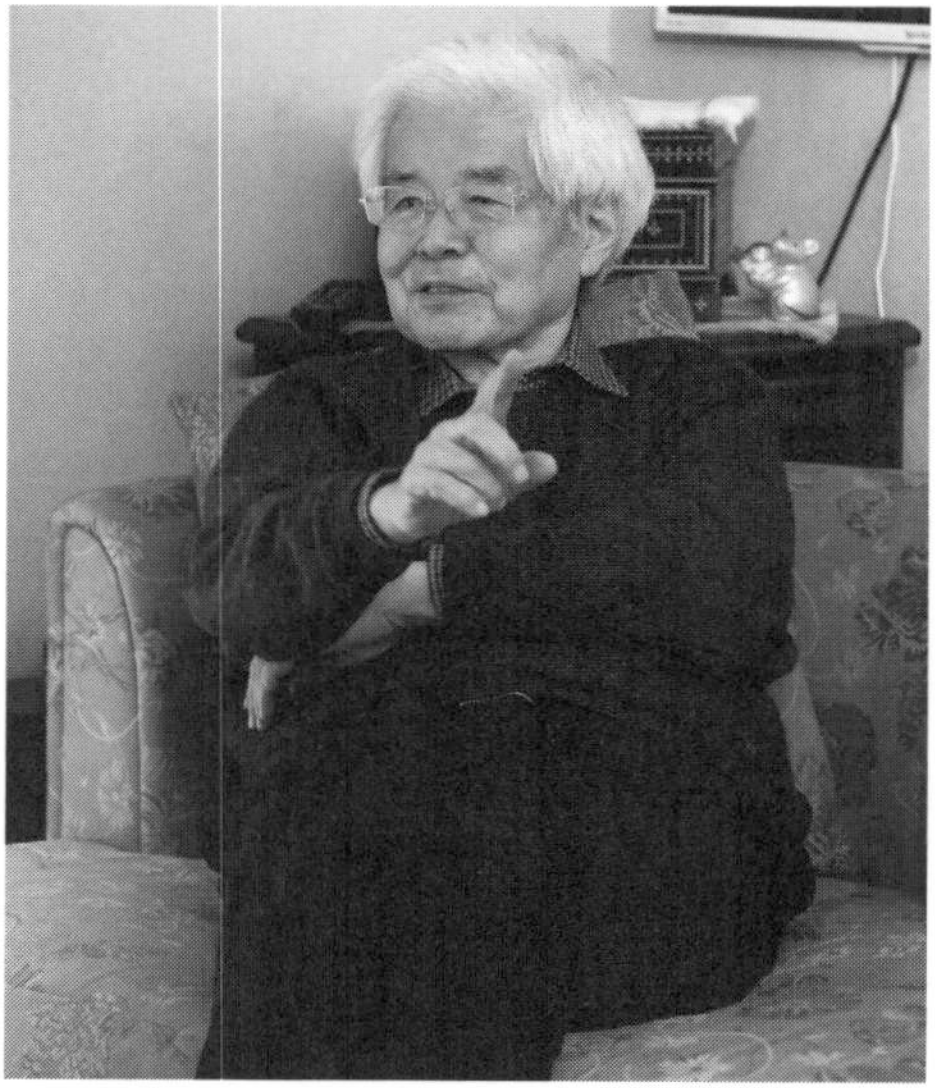

養老先生の医療をめぐる問題から始まった鼎談だが、話題はコロナ後の世界や、動物のことまで多岐にわたって語られた

のよい泌尿器科の医師がやってくれて、それはうまくいったんですが、その後、痛み止めの薬を出してくれないんです。麻酔が切れたら痛いに決まっています。だけど薬を出してくれない。

ヤマザキ　どうしてですか？

中川　想像力がないんですよ（笑）。毎週毎週手術しているのに、患者が痛みで苦しむということを想像できないんです。

ヤマザキ　想像をすることが怠惰になってるんですね。

中川　内視鏡手術は下半身麻酔ですから、僕は手術中、ずっとモニター画面を見ていましたが、麻酔でへそから下の感覚がなくなると、脳が助かるみたいですごく楽になるんです。

養老　下半身の情報がなくなるから、脳の負担も半分になるのかな。

中川　それで手術中はよかったんだけど、麻酔が切れ始めると激痛なわけです。僕はしょうがないから、自分で薬を出してもらいました。でも普通の患者さんはあの痛みに耐えているんです。何を言いたいかというと、僕にとっては痛くもかゆくもないもの（膀胱がん）を自分で見つけて、それから1週間くらい苦しんだわけです。がんの治療をして、先の時間を手に入れるために。猫はそういうことはしません。元気なのに、わざわざ自分を痛めつけるようなことは…。

ヤマザキ　ないない。絶対にしない。

中川　養老先生が不健康に感じているのに糖尿病の薬を飲むのも、それに少し似ている

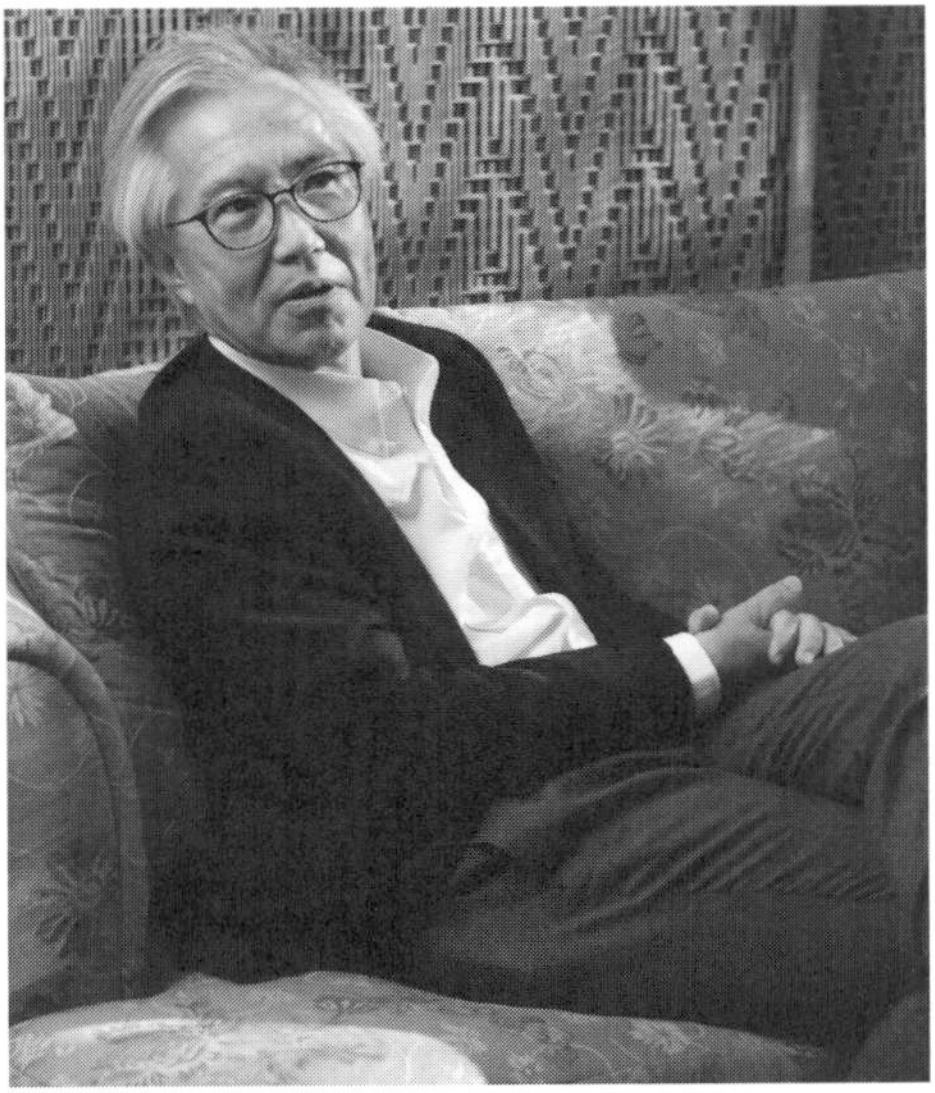

中川先生は、養老先生の医療についての考え方が変わったのかどうか聞きたがっていたが、なかなか核心には迫れなかった

と思います。薬をやめて血糖値が上がっても、現在の生活にはまったく困らない。つまり、その先の時間を買っていることになるわけです。そこは医者としては悩ましいところなんです。

養老　中川さんのがんに比べたら、薬を飲んで、多少メシがまずくなるくらいどうってことはないけどね。

寿命が残り少なくなったらやり残したことに集中したい

中川　養老先生は定年を待たずに、57歳で東大を退職しました。そう決心したのは、何が決め手だったんですか？

養老　（胸を指さして）

中川　肺がんですか？

養老　そうそう。

ヤマザキ　養老先生、肺がんだったんですか？

養老　いや肺がんが疑われるからといわれて、精密検査を受けたの。結局、ＣＴを撮ったら、何でもなんでもないことがわかりました。でも、もし肺がんだったとしたら、それほど寿命が残っていない可能性もありますよね。喫煙者ですから、結果がわかるまでは覚悟もしていました。寿命が残り少ないとすると、虫捕りをする残り時間も少なくなることになります。それで、やめようかどうしようか悩んで、結局やめることにしたんです。

中川　今回、養老先生が東大病院に来られたのは、そのとき以来ですよね。

養老　そうですね。あのときも、何かストレスが多いと感じていて、かなりまいっていたんですよ。たまたまだけど、東大病院でＣＴを撮ることになったんです。最初にレントゲンを撮ったら、あやしい影があったんです。その後、ＣＴ画像をていねいに見たら、「昔の結核の痕でしょうか？」とか言われ、がんの疑いは晴れた。

ヤマザキ　虫捕りのほうを優先順位にしようとしたわけですね。定年退職間近に勤務先をやめてまで？

養老　それは虫捕りを選びますよ。仕事以外に好きなことがあったら、誰でもそうすると思いますけどね。

ヤマザキ　私も余生があとちょっとだと言われたら、「自分は何をやり残しているかな？」と考えると思いますが、先生の場合は虫捕りだった？

養老　そうですよ。

ヤマザキ　今回、26年ぶりに東大病院を受診して、心筋梗塞の治療をして体が楽になったとか、白内障の手術をして目が見えるようになったとか、いろいろよかったことがあるじゃないですか。それで、医療に対する考え方が今までと変わったということはありませんか？

養老　医療に関わるのはそういうことだと思っていましたから、それはないですね。いったん医療システムに組み込まれたら、もうそこからは逃げられません。マイナンバーとか、ああいうものと同じですね。

ヤマザキ　どうしてそれほど頑なに医療システムに取り込まれるのを嫌がるんですか？

養老　医療は今や統計が支配する世界です。データを集めて、情報化するシステムとして、現代医療は進んできたんです。医療のデータ化というか、患者の情報化が進むとどうなりますか？　患者の生き物としての体よりも個人のデータのほうを重要視す

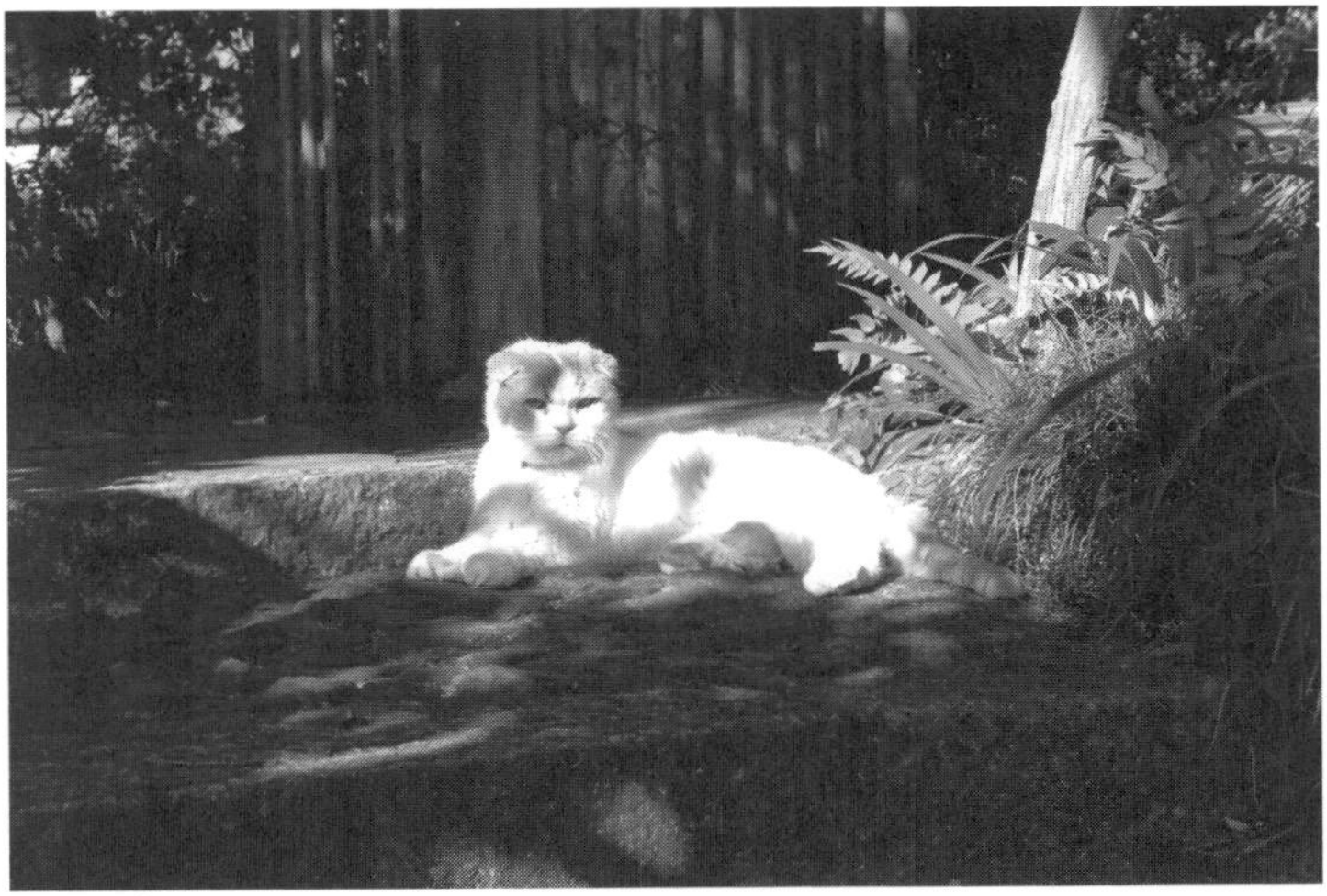

鼎談の日、養老邸の玄関前で参加者をお迎えするまる。「なんだか今日はいっぱい人が来るなあ」と思っているのかも

るようになるんです。

中川　今の医療には、ガイドラインというものがあります。誰でも同じ医療が受けられるという意味ではよい面もありますが、ようするに、養老孟司であろうと、他の誰かであろうと、治療法は同じということです。養老先生を特別扱いしなさいという意味ではありませんが、すべての人を同じように一律に治療するというのが、ガイドラインという指針です。そこには、その人の持っている医療に対する考え方とか、その人の生きてきた歴史といったものは一切考慮されません。

養老　さきほど言ったイリッチにしても、その後継者ともいえるペトル・シュクラバーネクという人の『健康禍　人間的医学の終焉と強制的健康主義の台頭』（原著の出版は１９９４年）という本があるんですが、昔の医療のほうが人間的だったと言っているわけです。

ではいつから医療が変わってきたのかというと、おそらく僕が現役で働いていた、１９７０年代だろうと思っています。その頃、日本もそうですけど、アメリカの影響を受けて世界中の医療がガラリと変わってくるんです。そして医療のシステム化が始まる。それがどういうことなのか、まだよくわかっていないから、イリッチやシュクラバーネクの本とか、いろいろ読んでいるんです。

中川　僕が医者になったのは、１９８５年ですから、70年代のことはよくわかりません。でも80年代の半ばにも、70年代の残光のようなものがあって、よく批判されていました。特に東大病院というところは変化しにくいところで、内科の大先生が「俺の言うことを聞かないんだったら、出て行け」なんていうことを平気で言っていましたからね。

それが、「俺にまかせろ」みたいな自分の経験に頼る考え方はダメ出しされるようになってきた。そこから、きちんと統計をとって、エヴィデンスをつくって、という風に変わってきたんだと思います。

そして今はすべて同じ治療をするようになった。ガイドラインには年齢を考慮した記述もないわけではありませんが、基本的には60歳も80歳も治療法は同じなんです。患者さんの生活とか、そういうことに配慮できなくなってきている。でも昔のお医者さんはそれができたんです。

本当は両方必要なんです。歴史的に生まれたガイドラインのようなスタンダードな治療を認めないで、医者のやりたい放題で治療されたら、これは困る。だけど、治療しないことも含めて、幅広く対応するというのは今の医療にはありません。

ガイドラインに従わない医療は今の医者には絶対にできない

中川　養老先生からご紹介を受けた柏木博さん（武蔵野美術大学名誉教授）は、東大病院で多発性骨髄腫と診断され、骨髄移植という大変な治療をされました。その経緯については、私と養老先生と柏木さんの共著である『がんから始まる生き方』に詳しく書かれていますが、柏木先生は東大病院をすごく気にいってくれたようです。養老先生は、今回入院して東大病院について、医師や看護師の対応も含めて、どうお感じになられましたか?

養老　ずいぶん訓練されたなと思いました。昔はあんなもんじゃなかったからね。

中川　東大病院は旧態依然としていましたから。医師も悪い意味でのエリート意識から抜け切れていないような気がします。こんな伝説があるんです。

昔、東大病院のある教授が、学会に行くので新幹線に乗ったところ、居眠りをして乗り過ごしてしまった。すると教授は、車掌のところに行って、列車を止めてくれと言ったというんです。車掌が「それはできませんよ」というと、教授が「何を言うか、車掌風情が!」と怒鳴ったといいます。ウソかマコトか知らないけれど、かつての東大病院ならありそうな話ですね。

ヤマザキ　イタリアにもすごい医者嫌いな人がいるけど、友人の場合はその理由が、医者は威張りくさって患者を卑下するような態度をとるから、というもの。それはわかるような気がする。命救ってやるんだからありがたく思え、的な威圧感を感じてしまうのです。医学を勉強してきた人に対する患者側のコンプレックスや勝手な解釈もあるのでしょうけど。

養老　ずいぶん改善されたと思うけど、1時間くらいは平気で待たされましたね。

中川　養老先生は待つのが平気でした？　今の日本人は、コンビニのレジに、ちょっとでも人が並んでいると、イライラして怒りだす人が多いじゃないですか。そんな時代に1時間待つのがあたりまえというのは異常な世界です。それは相手のことをおもんぱかる想像力がないからだと思います。私は診察室の前に、20分以上待ったら声をかけてください、という内容の札を書いて貼っています。養老先生も言ったほうがいいですよ。医療というのは内部から変えるのは難しいんです。もっと批判してもらったほうがよい。そうしないと変わらないような気がします。

ヤマザキ　マスコミに出ている人への配慮があってもいいと思います。待合室で看護師さんから「養老孟司さん」と呼ばれたら、みんな振り返りませんか？　本名で活動している人は気まずいですよね。私もよくありますけど、それはルールだからしかたがないのかな。

中川　それは確かに病院の運営上のルールでもそうなっています。今はルールに従うのがよい医者なんです。逆にガイドラインというルールに従わないのは、ダメな医者なんです。養老先生が言うような医療システムから外れた治療をするのはダメ医者ということになってしまう。

でもガイドラインの考え方というのは、養老先生も医療について何も知らない患者さんも、一緒に扱おうということです。そこには、その患者さんの生きてきた歴史がありますし、医療を受けることに関するその人の考え方というものがあるはずじゃないですか。ガイドラインから大幅に逸脱してはいけませんが、ガイドラインにギリギリ沿うか、あるいは少し外れてもよいので、その患者さんによりよい治療方針を提案するというのが必要だと、僕は思っていますが、ほとんどなされていませんね。

ヤマザキ　想像力が鍛えられていないのと、思考への怠惰が、今の世の中の様々な問題の要因だと私は思います。医療もそうですが、政治にしても、自分の想像力やリサーチ力を使って自分の力で理解しようとする人が少ない。わざわざじっくり考えなくても、スマホの中を探っていけば、他者の発言に自分が同調できる考えを見つけることが簡単にできる。ツイッター（短文投稿サイト）のように、自分が言おうとしていることを誰かがつぶやいていると、それをリツイート（再投稿）して、まるで自分の言葉みたいに便乗して使うみたいな。それでは、自分の頭で考えることをしなくなるし、思考や言動に責任を持たなくていいから楽ですよね。都合が悪くなれば「自分も変だと思ってた」みたいにすぐに寝返られるし。

ピロリ菌の感染が激減し胃がんは絶滅危惧種になる？

中川　大腸の内視鏡検査ではポリープが見つかりましたが、先生は切除することを選びませんでした。

養老　ポリープががん化する可能性は10％といっていましたからね。

中川　そこは養老先生らしいですね。がん化した細胞が進行がんになって、症状を出すまでには少なくとも10年はかかりますから。

養老　それまでに、こっちは死んでいるかもしれないからね。

中川　胃の内視鏡検査では、ピロリ菌が見つかりましたが、これも除菌治療はしませんでした。これも養老先生らしい選択だった。確かに、ピロリ菌は胃がんの原因の

98%と言われていて、除菌すると胃がんのリスクがすごく下がるように言われていますが、そんなことはないんですよ。

ヤマザキ　私は2年くらい前にピロリ菌の除菌をしたんですよ。除菌しないと胃がんになると、いろんな人から言われたので。

中川　ピロリ菌というのは、子どもの頃に感染します。だから例えば、50歳で除菌したということは、それまで40年以上も発がん物質にさらされてきたということだから、発がんリスクはゼロにはならない。むしろピロリ菌が陽性だったという事実を重く受け止め、定期的に胃の検査をされたほうがいいんです。

ヤマザキ　私は子どもの頃、地面に落ちた綿菓子を食べたことがあって、たぶんそのときにピロリ菌に感染したんだと思っています(笑)。夜店で売っている綿菓子ですが、けっこう値段が高いじゃないですか。親から「綿菓子なんて、袋に書いてある絵のために金を払っているようなものだよ」とか言われて買ってもらったのに、それを落としてしまったんです。しかも雨が降った後で、表面に黒々したものがいっぱいついているけど、落としたとわかったら怒られると思って、食べてしまった。ピロリ菌は井戸水とか雨水から感染するといいますから、あのときに感染したんだと思います。

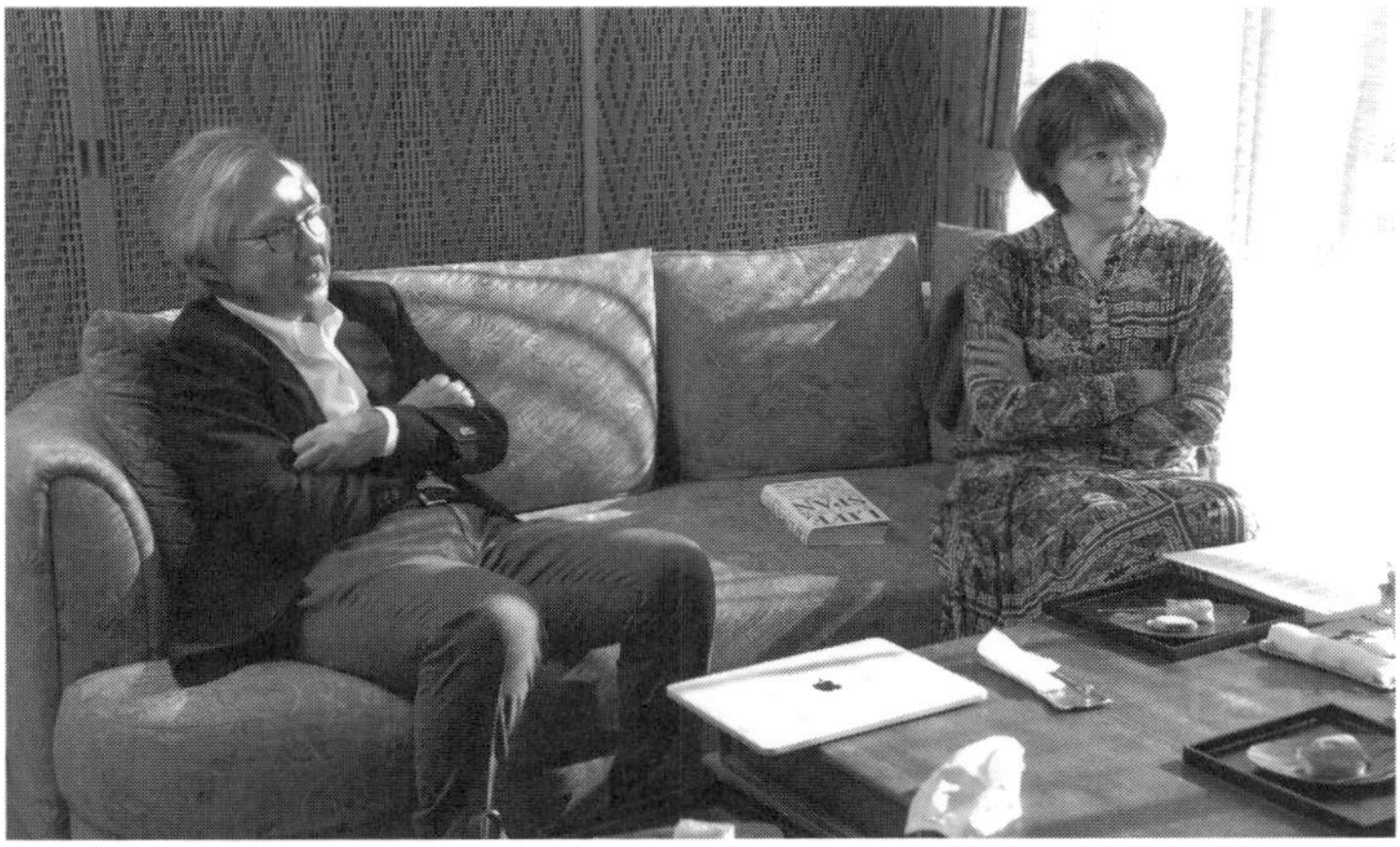

養老先生の話に耳を傾けるヤマザキさんと中川先生。中川先生によれば養老先生は「不良患者」なのだとか

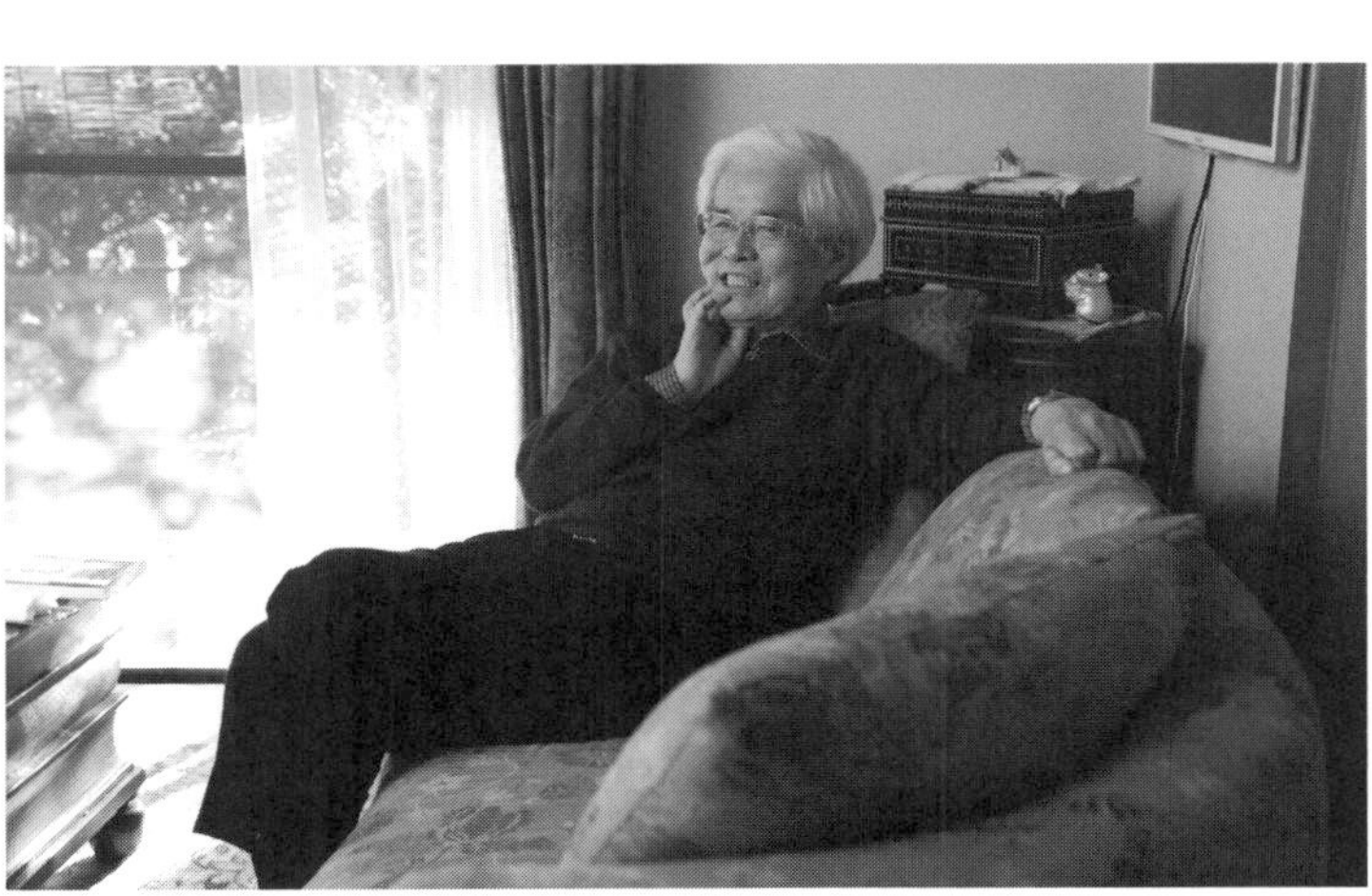

元気を取り戻し笑顔で様々な話題に切り込む養老先生。白内障の手術についてはメガネなしで寝転んで本が読めると大絶賛

中川　今はピロリ菌の陽性率がどんどん下がっています。もともと人類のピロリ菌陽性率は100%だったはずです。胃潰瘍で亡くなった夏目漱石もピロリ菌陽性だったと思います。養老先生の年代だと8割くらいが陽性と言われています。現在、佐賀県では中学校3年の生徒全員にピロリ菌の検査を行っています。それは14歳までで発がん物質にさらされる時期は終わったほうがよいという考え方で、疫学的に証明されているわけではありません。でもその中学3年生の陽性率はたった5%。一方、養老先生の世代は80%。それが胃がんの原因の98%ですから、これからは激減していくでしょうね。

ヤマザキ　そういえば黒澤明の『生きる』(1952年)は、志村喬が演じる主人公が胃がんになって、自分の生きる意味を問う映画じゃないですか。あの当時の胃がんは、史上最悪の病気だったわけですが、今は死に至る病ではなくなったわけですか？

中川　それは早期発見できなかった場合に限られますよね。早期発見できれば、外来で内視鏡を使って切除することもできます。それに胃がんはどんどん減っています。その原因は冷蔵庫の普及です。ようするに、クリーンな食べ物を食べていれば、ピロリ菌に感染しません。アメリカは日本よりも先に冷蔵庫が普及したから、胃がんはどんどん減って、今では膵臓がんより珍しい「絶滅危惧種」になっています。

臓器移植には反対していたが白内障の人工レンズはいい？

中川　養老先生は、臓器移植には賛成しない立場ですよね。

養老　賛成しません。『死の壁』にも書きましたが、脳死の基準を決めるということは、共同体のメンバーから人間としての権利を剥奪することですから。

中川　でも白内障手術を受けられましたよね。白内障の手術というのは、臓器移植的なところがあるじゃないですか？

養老　これは人工のレンズだから。

中川　でも意地悪な言い方になりますが、養老先生の言われる「都市と自然」の考え方に反するのではないですか？　先生のお考えでは、人工物というのは都市そのものではないですか。自然に反することにはならない？

養老　僕は何でも自然にまかせよと言ってはいない。だって実際の生活がそうなっていないものね。半々ですよ。適当なバランスがとれているんですよ。都市ばかりいるとバランスがとれないから「参勤交代」と言って、たまには自然のある田舎に行こうと提案しているんです。

中川　なるほど。では白内障の手術はやってよかったと思われている？

養老　そりゃそうです。

ヤマザキ　手術して、すごく見えるようになったとおっしゃっていましたね。

養老　メガネを外して横になって本が読めるようになったから。これはいいですよ。

ヤマザキ　白内障の手術をすると、老眼とかそういうものも解消するんですか？

養老　それは治りません。僕の場合はメガネなしで本が読める距離にレンズの焦点を合わせたから、遠くを見るときはメガネをかけないと見えない。

中川　白内障の手術は人に勧めますか？

養老　そうですね。手元がよく見えるというのは大事なことです。特に年寄りっていうのは、衰えたものがよくなることはないから。せめて目だけでもね。

ヤマザキ　私の母も言っていました。1年1年、去年できたことが今はできなくなっていると。

養老　そうそう。動作の切り替わりが自分の主観と合わなくなってくるんですね。車の乗り降りなんかもそうです。若いときは、ある動作を次の動作に移すなんて、何の問題もなくできるでしょう。歳をとると、それをいちいち意識しないとできなくなってしまう。

ヤマザキ　心臓の病気で入院されて、胃や腸の内視鏡検査も受けられたそうですし、それから白内障の手術と聞いて、養老先生もメンテナンス状態に入ったのかと思っていました。

中川　まさにフルメンテナンスですよね。

ヤマザキ　今までは「病院に行くと病気になる」と言っていたのに（笑）。

中川　でもまあ中庸が大事ですよ。養老先生は、私の患者の中では「不良患者」です。それは間違いない。でも処方された薬はきちんと飲んでくださいね。ちゃんと飲んでますか？

養老　糖尿病やコレステロールの薬など、全部で9錠の薬が出ていますが、ちゃんと飲んでますよ。もはや医療システムに組み込まれているんですから。9錠守れ（憲法9条守れ）ってね（笑）。

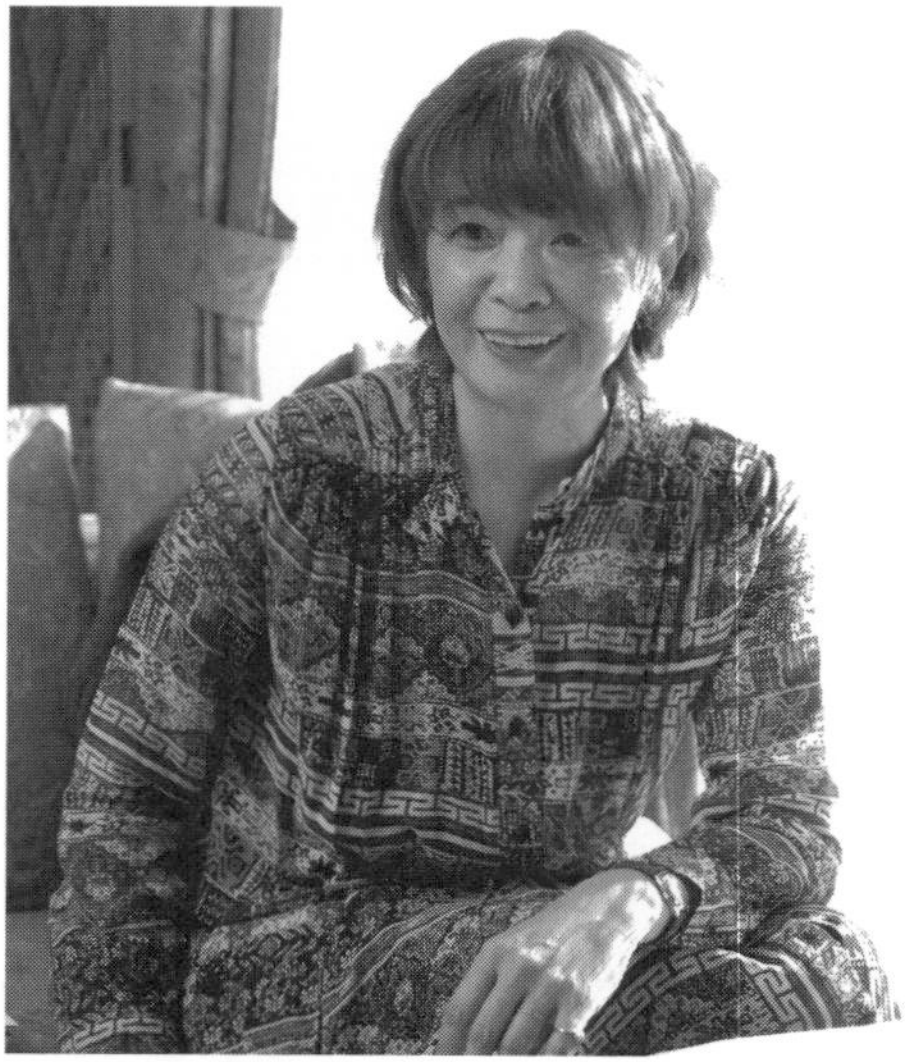

ヤマザキマリ

1967年、東京生まれ。東京造形大学客員教授。84年にイタリアに渡り、フィレンツェの国立アカデミア美術学院で美術史・油絵を専攻。2010年『テルマエ・ロマエ』(エンターブレイン)で第3回マンガ大賞受賞、第14回手塚治虫文化賞短編賞受賞。15年度芸術選奨文部科学大臣新人賞受賞。イタリア人の夫と世界各国で暮らした経験を持ち、通常は1年のうち半分はイタリアのパドヴァで暮らす。近著に『たちどまって考える』(中公新書ラクレ)、『多様性を楽しむ生き方〜「昭和」に学ぶ明日を生きるヒント』(小学館新書)などがある

あとがき

中川恵一

養老先生は私が東京大学の理Ⅲ（駒場）から本郷に進学した1981年、解剖学第二講座の教授に就任され、医学の基本である解剖学を教えて頂きました（実習および講義）。

私は不良医学生で、医学部の講義にはあまり出ませんでした（解剖実習などはしっかり履修。念のため）。今とちがって、各自が勝手に勉強しろ、というおおらか（?）なムードがあり、講義では出席もとっていませんでした。それでも養老先生の講義には欠かさず、出席していました。率直に言って、他の先生方の講義とちがって、面白かったからです。当時から、今に至るまで、養老先生を尊敬しています。

養老先生は医師免許をお持ちですが、臨床医の経験はありません。そして、医療に対しても、東京大学に対しても、冷ややかな目を向けてきたと言ってよいと思います。

も有名です。

「がんもどき理論」の近藤誠医師とも意見が合うようです。ヘビースモーカーとして

養老先生のタバコについては、いろいろな意見があることは承知しています。ただ、ひとつ言えることは、先生は他人の受動喫煙に非常に神経を使っておられます。もちろん、タバコの害もよく分かっておられます。言ってみれば、私の飲酒に近いものがあります。間接飲酒はありませんから（笑）。

そんな養老先生から、昨年6月12日、体調が悪いので診察してほしいとのメールを頂きました（本書45ページに掲載）。養老先生の病院嫌いは知っていましたから、診察を受けたいとは、ただごとではないなと直感しました。

6月24日に東大病院の地下3階の放射線治療外来にお越しになった養老先生は、3月末にお目にかかった時とは大違いで、生気がまったく感じられません。とりあえず、胸部から骨盤までのCT検査をしましたが、長年の喫煙のせいで、軽度の肺気腫があるくらいで、目立った異常はありませんでした。この時点で、進行がんや末期がんの可能性はかなり低くなりました。

先のメールには、「健康診断の類を何年もやっていない」（本当は何十年も、ですが）とありましたので、このとき、心電図を念のため、オーダーしました。虫の知らせだったのかもしれませんが、これがビンゴ！で、「無痛性の心筋梗塞」と診断を下すことができました。重度の糖尿病では、心筋梗塞による痛みを感じなくことが少なくないのです。そのあとの経過は本書にある通りです。

養老先生のお考えは以下の文章（月刊『新潮』２０２０年10月号「コロナの認識論第４回」）に端的に表現されています。

「（なぜ医療に距離を置くかと言えば）医師の手にかかったら、医療制度に完全に巻き込まれるからである。自分がいわば野良猫から家猫に変化させられることになる」

そんな養老先生が入院してうまくやれるだろうかと心配しましたが、杞憂でした。心配していた「院内喫煙」もなく（多分）、優等生患者でした（多分）。もっとも、大腸ポリープは放置、ピロリ菌も除菌せず、と養老先生らしい判断を下されていましたが。

心筋梗塞の治療が一段落していったん退院されたあと、両目の白内障治療のため、再度、東大病院に入院されました。このときは、養老先生も「家猫」になられたのかと思ってしまいました。

しかし、現代医療のおかげで、首尾良く、若いころの視力を取り戻した先生は、すぐに「野良猫」に戻っていきました。年明け早々のメールです。

「明けましておめでとうございます。（中略）私はとりあえず変化なく、不急不要の患者みたいな気がしています。こういう患者を病院として歓迎するか否かです。運動も毎日散歩して、体重は65キロと入院当時より10キロ近く増加しました。行かないとすれば、処方だけが問題です。検査は近所の開業医に頼もうかと思います。養老　拝」

要は、東大病院には行かないから、薬だけ送ってくれというわけです。結局、私が内科や眼科の処方を代行するはめになりました。

養老先生は、「白か黒か」の人ではありません。医療が必要なときは、最低限とはいえ、（ちゃっかりと？）その恩恵にあずかり、すぐに、元の世界に戻って行かれました。

養老先生は、実にしたたかな大人の患者です。

参考文献リスト（順不動）

養老孟司『遺言。』（新潮社）
養老孟司『バカの壁』（新潮社）
養老孟司『死の壁』（新潮社）
養老孟司『猫も老人も、役立たずでけっこう』（河出書房新社）
養老孟司『コロナの認識論』（『新潮』２０２０年7月号～２０２１年2月号に連載）
養老孟司、小堀鷗一郎『死を受け入れること　生と死をめぐる対話』（祥伝社）
養老孟司、柏木博、中川恵一『がんから始まる生き方』（ＮＨＫ出版）
中川恵一『医者にがんと言われたら最初に読む本』（エクスナレッジ）
中川恵一『がん専門医が、がんになって分かった大切なこと』（海竜社）
中川恵一『死を忘れた日本人』朝日出版社）
中川恵一『コロナとがん』（海竜社）
中川恵一、養老孟司『自分を生きる　日本のがん治療と死生観』（小学館）
加藤大基、中川恵一『東大のがん治療医が癌になって　ああ無情の勤務医』（ロハスメディア）
ヤマザキマリ『たちどまって考える』（中央公論新社）
デビッド・Ａ・シンクレア／マシュー・Ｄ・ラプラント、梶山あゆみ訳『ＬＩＦＥＳＰＡＮ（ライフスパン）老いなき世界』（東洋経済新報社）
イヴァン・イリッチ、金子嗣郎訳『脱病院化社会　医療の限界』（晶文社）
ペトル・シュクラバーネク、大脇幸志郎訳『健康禍　人間的医学の終焉と強制的健康主義の台頭』（生活の医療社）

著 者

養老孟司（ようろう・たけし）

1937年、神奈川県鎌倉市生まれ。東京大学名誉教授。医学博士。解剖学者。東京大学医学部卒業後、解剖学教室に入る。95年、東京大学医学部教授を退官後は、北里大学教授、大正大学客員教授を歴任。京都国際マンガミュージアム名誉館長。89年、『からだの見方』（筑摩書房）でサントリー学芸賞を受賞。著書に、毎日出版文化賞特別賞を受賞し、447万部のベストセラーとなった『バカの壁』（新潮新書）のほか、『唯脳論』（青土社・ちくま学芸文庫）、『超バカの壁』『「自分」の壁』『遺言。』（以上、新潮新書）、伊集院光との共著『世間とズレちゃうのはしょうがない』（PHP研究所）など多数。

中川恵一（なかがわ・けいいち）

1960年、東京都生まれ。東京大学医学部医学科卒業後、同大学医学部放射線医学教室入局。社会保険中央総合病院放射線科、東京大学医学部放射線医学教室助手、専任講師、准教授を経て、現在、東京大学大学院医学系研究科特任教授。2003年～2014年、東京大学医学部附属病院緩和ケア診療部長を兼任。共・著書に『医者にがんと言われたら最初に読む本』（エクスナレッジ）、『コロナとがん』（海竜社）、『がんのひみつ』『死を忘れた日本人』（共に朝日出版社）、『がんから始まる生き方』（NHK出版）、『知っておきたいがん知識』（日本経済新聞出版社）など多数。

養老先生、病院へ行く

2021年4月7日　初版第1刷発行
2021年4月30日　　第3刷発行

著　者　養老孟司、中川恵一
発行者　澤井聖一
発行所　株式会社エクスナレッジ
〒106-0032　東京都港区六本木7-2-26
https://www.xknowledge.co.jp/
問合先　編集 TEL.03-3403-6796　FAX.03-3403-0582
info@xknowledge.co.jp
販売 TEL.03-3403-1321　FAX.03-3403-1829